そうだったのか！

精神科の病気

その人には何が起きていて、
どうケアすると助けになるのか

中村 創
Nakamura Hajime

医学書院

そうだったのか！ 精神科の病気
―その人には何が起きていて、どうケアすると助けになるのか

発　　行　　2023 年 12 月 15 日　第 1 版第 1 刷Ⓒ

著　者　　中村　創
なかむら　はじめ

発行者　　株式会社　医学書院

　　　　　代表取締役　金原　俊

　　　　　〒113-8719　東京都文京区本郷 1-28-23

　　　　　電話　03-3817-5600（社内案内）

印刷・製本　アイワード

ISBN978-4-260-05478-2

はじめに

　本書をお手に取っていただきありがとうございます。

　本書は、患者さんの症状を目の当たりにして焦った時、「この現象が起こっている理由はこういうことかもしれない」と解釈でき、ひと呼吸おいて患者さんと関われるようになることを目指して書き進めました。

　患者さんとの出会いや過ごす時間は多種多様です。場面の数だけ対応はバラエティに富んでいます。けれどもその時、病態生理が頭に入っていると、臨床の見え方が変わってきます。

　まず、患者さんに現れる現象を落ち着いて見ることができます。次に、症状として現れている現象の意味を患者さんと共有できるようになり、患者さんと共に考え、協働作業していくことができるようになります。その結果、自分1人で「どうしよう」と焦る必要がなくなります。

　なお、本書には、私自身がやらかした過去の失敗談も紹介しています。疾患の知識がないために、症状を「問題」としてしか捉えられず、結果的に患者さんに不利益を与えてしまった若かった時の私です。お恥ずかしい話ではありますが、皆さんが同じ轍を踏まないでいられたらという思いで公開しました。

　興味のある疾患から読み進めていただき、ご自分の臨床で検証していただけたら幸いです。

目 次

カバーデザイン ● 井上新八
カバーイラスト ● 勝倉大和
図版・DTP ● アイワードクリエイション部

1

統合失調症

統合失調症とはどんな病気なのか

「統合失調症ってどんな病気ですか？」と聞かれたらどのように答えるでしょうか。「幻覚、幻視、幻聴、妄想がある病気です」。そんなふうに答える人が多いかもしれません。

しかしそうすると、こんな疑問が追加されるかもしれません。「薬物依存症でも幻聴が聞こえる人がいますが、その人も統合失調症ですか？」「レビー小体型認知症でも幻視があると聞きますが、それと何が違うのですか？」。

そうなんです。「幻覚、幻視、幻聴、妄想が出現すること」は統合失調症の人に現れる頻度が高い「症状」ではありますが、症状が統合失調症という病気（病態）を説明していることにはならないのです。

例えば、花粉症の症状の1つに「鼻水が出る」がありますが、「鼻水が出る」だけでは花粉症そのものを説明していることにはなりませんよね。それと同じです。

では改めて統合失調症とはどのような病気（病態）なのかを見ていきましょう。

日本では2002年に変更されるまで、精神分裂病という病名で呼ばれていました。この病名は、スイスの精神科医であるオイゲン・ブロイラーが命名した「schizophrenia」（「連想の分裂」を意味する）を訳したものでした。

ドイツの精神科医クルト・シュナイダーは、統合失調症を「秩序だった論理的な筋道を巡って考えたり感じたりできない状態」と表現しました。確かに患者さんの話は飛ぶことがあります。また小さな物音におびえたり、ほとんどの人が気にしないような音に驚いたり、それに伴い感情の起伏が激しくなる場面にもよく遭遇します。功刀はこれを、「情報処理がうまくいかずに"感覚情報の洪水（sensory flooding）"になっている」状態と説明しています[1]。

厚生労働省のホームページでは、統合失調症を「こころや考えがま

とまりづらくなってしまう病気です」と説明しています。米国精神医学会（American Psychiatric Association）は「考え方や、見たり聞いたりしたものの理解の仕方が混乱する」「この症状によってその人が現実にあることを知ること、明確に考えること、他の人と会話をして関係を持つこと、感情を普通に感じることを困難にしてしまう」と説明しています。

　これらをまとめると、統合失調症は、「**筋道立てて考えること、感じること、伝えること、が難しくなっている病気（病態）**」と言うことができそうです。

病因は？ ドパミン仮説、脳の変性仮説が有力だが

　どのような原因でそうした状態になるのでしょうか。

　支持されている1つ目の説はドパミン仮説です。ドパミン放出を促す覚せい剤（アンフェタミン、メタンフェミン）などの薬物を摂取すると、統合失調症様の症状（幻覚・妄想・興奮など）が惹起されることや、多くの抗精神病薬がドパミン D_2 受容体遮断作用を有しており、全部ではないにしても症状に改善が見られることがその根拠です。

　しかしこのドパミン仮説は未だに「仮説」です。統合失調症状の中には必ずしもドパミン仮説では説明できないものがあるからです。例えば、自発性の低下、感情の平坦化、人格水準の低下などの陰性症状は、ドパミンの異常だけでは説明できません。

　2つ目は脳の変性仮説です。MRIを使用した脳画像解析法で、初回エピソード時において患者さんの上側頭回の体積がすでに減少していることや、辺縁系から新皮質に至る広範な部位の体積が減少しているという報告がその根拠です。

　しかし脳の変性仮説も未だに「仮説」です。脳の変性の関与が強いとは言えても、その異常が軽度であるため、それだけが病因とは言い切れないのです[1]。

結局、病因に関しては「ドパミン異常と脳の変性が影響している可能性が示唆されている」としか言えません。しかも、なぜドパミンに異常が生じるのか、なぜ脳の変性が起きるのかについては解明されていないというのが現状です。

　なお、北海道の浦河べてるの家で当事者たちと30年以上つき合ってきたソーシャルワーカーの向谷地生良氏は、「統合失調症は単一疾患ではなく、症候群である可能性」を指摘しています。同じ統合失調症と診断が付いていても、「この人とこの人が本当に同じ統合失調症なのだろうか？」と疑問に思う経験が多かったからだと言います。

　つまり、私たちは統合失調症をこれまで1つの山だと思って見てきましたが、もしかしたらそれは、異なる山々が連なる山脈だったのではないかというわけです。そうであるならば、山頂までの道のりが山によって異なるように、回復過程での出来事や薬に対する反応が異なるのも納得できます。

ブロイラーの「4つのA」に見る症状
──妄想や幻覚は副次症状

　ブロイラーは、統合失調症と診断された人が見せる症状は、基本的に次の4つだと定義しました。

①連合弛緩（Association loosening）

②感情の平坦化（Affect disturbances）

③両価性（Ambivalence）

④自閉（Autism）

　これらは頭文字をとって4Aと呼ばれています。

　①は思考、②は感情、③は意思、④は社会と関わっています。

　しかし上記の4つのAを見て「妄想や幻覚などが基本症状に出てこないが、なぜ？」と思う人がいるかもしれません。中には「ブロイラーはきちんと症状を診ていたのか？」と疑う人もいるかもしれませ

んが、これはブロイラーが妄想や幻覚などを見逃したからではありません。

ブロイラーは「幻聴・妄想は患者の熱望や恐怖が形を変えたもの」だと言い、幻聴・妄想を「基本症状」には入れず、付随する「副次症状」としました。「**統合失調症の病態には土台となる4Aがあり、その結果生じる恐怖が、形を変えて幻聴や妄想になっている**」と考えたからです。これを聞いて、なるほどと腑に落ちる人も多いのではないでしょうか。

シュナイダーはブロイラーの考えを基盤にし、「幻聴の内容によく注意して患者と一緒に耳を傾けると、この病気の思考過程の性質についてたくさんのことがわかってくる」「幻覚は患者の願望を満たす手段になっている」と述べています。これについては後でもう少し詳しく触れます。

判別のために。
シュナイダーの「1級症状」と「2級症状」

しかし、ブロイラー以降の精神科医は頭を悩ませる事態に直面しました。なぜならブロイラーの4Aは統合失調症かどうかをすぐには判別しづらく、精神科医によって異なる判断が出されてしまうことが起きたからです。

この混乱を実践的立場から救おうとしたのがシュナイダーでした。シュナイダーは「これがあれば実際上統合失調症と判別してよい」という「1級症状」と、そう言うだけの力のない「2級症状」を定義しました。それが次頁の**表**です。

もちろんシュナイダーは、ブロイラーの「基本症状は4Aである」という考えを否定したわけではありません。むしろブロイラーの考えに賛同した上で、あくまで精神科医が「**診断**」を行う場合の主要な手段として、「**観察可能な現象**」である幻聴や妄想を指標としたのです。

表 クルト・シュナイダーの「1級症状」と「2級症状」

1級症状

(1) **考想化声** 自分の考えが外部からの声、他者からの声として聞こえる幻聴。
(2) **対話形式の幻聴** 複数の声が話し合う形式の幻聴。会話の話題は自分に関することが多い。
(3) **自分の行為を批判する幻聴** 患者の行動に実況解説をする、患者の一挙一動を言葉にして解説や批判をする幻聴。「あっ、ハシ持った。ご飯食べてる」「食べるな」「外に言ったら危ないから出歩くな」など。
(4) **身体への影響体験** 身体の感覚を、①異常なもの、②他人からさせられているもの、として感じる感覚。「電波をどこかから送られ続けたので脳みそがグチャグチャになった」「お腹の中に人が住んでいて体重を増やし続けている」などの訴えとして表現される。
(5) **思考奪取および思考の被影響体験** 思考奪取とは、自分の考えが他者によって抜き取られてしまう、自分の考えが盗まれると感じる体験。思考の被影響体験とは、今浮かんでいるこの考えは他人に無理やり考えさせられているものと感じる体験。
(6) **思考伝播** 自分の考えが、自分だけのものではなく、他人がそれを知っていると感じる体験。そのため看護師の質問に対して「わかっているくせになんでわざわざ聞くんですか」「とぼけないでください」と怒る場合もある。
(7) **妄想知覚** 実際の知覚に対して、第三者の確認や了解が得られない思考や判断で、確信に至っている体験。犬が自分のほうを見ながら前足を上げたのを見て「神の啓示だ」と確信する、など。自分にとって何ものも偶然ではありえず、すべて関連しているという感覚。
(8) **感情・欲動・意志の分野における外からの作為体験** 自分の思考、着想、行為、発話、欲求などが、他人の力によって行われ、干渉され、または妨害されていると感じる体験。させられ体験。

2級症状

1級症状以外の形式の幻覚、妄想着想*、抑うつと爽快気分、困惑、感情貧困化

以下を基に作成。
・中井久夫、山口直彦：看護のための精神医学 第2版. 医学書院、2004, p.89-91
・加藤敏ら(編)：縮刷版 現代精神医学事典. 弘文堂、2016, p.1015

*妄想着想：突然全く根拠のない観念を確信的に思いつく体験。「自分は皇族の末裔」と確信するなど(1級症状での「妄想知覚」と2級症状の「妄想着想」は明確に区別される)。

　観察の難しい「基本症状」を見抜こうとするよりも、観察可能である幻覚、妄想、作為体験といった症状を見ることで、信頼性、再現性のある診断を目指したということです。

　と同時に、シュナイダーは1級症状が統合失調症だけに認められるものではないことも認めています。ですから「これらの症状が明らかに認められ、かつ身体的基礎疾患が見出されない場合、"ごく控えめに"という留保つきで統合失調症の診断を下しうる」という解説がなされています。

幻聴。それは自分に対する声かもしれない（考想化声）

　上記を踏まえた上で、ここに、「死ね」「消えろ」と言われて苦しんでいる患者さんを想定して、我々はこの幻聴をどう捉え、この患者さんをどうケアしていけばよいのかを考えてみましょう。

　シュナイダーは1級症状として「考想化声」を挙げています。これは自分の考えが他者からの声として聞こえるという症状です。それに沿って考えると、「死ね」「消えろ」という声は**患者さんが自分に対して「死ね」「消えろ」と思っている**と解釈できます。

　臨床で出会う患者さんは、自己肯定感が低い人が多いです。過去にそうした言葉を言われ続けてきたという人も少なくありません。そうした生活上で受けた苦悩が、自己肯定感をさらにか細いものにしていると思われます。

　では、もしあなたがその患者さんの立場になって、「死ね」「消えろ」と聞こえてつらい思いをしていることを、やっとの思いで医療者に話したとしたら、相手にはどんな反応を期待しますか。

　「そんな声はないですよ」と否定されたり、「気にしないで無視すればいいです」と行動の修正を指示されたり、「そんなことより最近の良かったことやこれからについて考えたほうがよっぽどいいですよ」と別の話題を持ち出されたりしたらどう感じますか。

　おそらく「この医療者には自分のつらさをわかってもらえない」と思い、自分1人で声と対決するしかないと、孤独感を強めてしまうかもしれませんね。

　そう考えると、**幻聴を否定する、話をそらすといった、これまでよく見られた医療者の対応は無意味であるばかりか、相手を孤独に追い込みかねない**と容易に想像できます。

幻聴の裏に願望がある（両価性）

　では幻聴を、ブロイラーの「両価性」（基本症状である「4つのA」の1つ）の側面からも解釈してみましょう。

　自分に対して「死ね」と思っている人が、同時にその言葉に対して苦しくなっているのです。この相反する感覚こそがブロイラーが述べる両価性、つまり「同一の対象に、相反する感情、考えが共存している」[2-4]状態です。

　患者さんの「"死ね""消えろ"と言われて苦しい」という訴えは、よく考えると、「生きていたいからこそ、死にたいと考えてしまう自分が苦しいのだ」と捉えることができます。幻聴はこの瞬間、患者さんの「生きていきたい」という意思・願望に姿を変えます。

　そう考えると、**統合失調症は、つらい訴えの奥に願望が垣間見える二重構造である**、という見方ができます。ブロイラー、シュナイダー、サリヴァンはそれをこんなふうに述べています。

　「幻聴には、患者の熱望、恐怖、外界との関係の完全な変化が表れている」「両価性は、患者が自己の安全を維持するために用いられている」「幻覚は、患者の願望を満たす手段になっている」[2-4]。

　こうした理解に立てば、幻聴や妄想を無視したり消そうとすることは、むしろ支援とは真逆の対応であるとさえ言えるのではないでしょうか。

まずは訴えをよく聴くこと

　医療の現場では未だに「幻聴・妄想に対しては否定も肯定もしない」という教育が多くなされています。「妄想を強化するから」という理由で「妄想の内容を聞いてはいけない」「患者さんに妄想を語らせるべきではない」[5]とも言われているようです。

　問題解決思考の観点で考えると、幻聴や妄想は、出ては困る問題と

して取り扱われることになってしまいます。しかし先述したように、私は患者さんの幻聴や妄想には意思や願望が含まれていると考えていますので、幻聴の訴えがあった際は、「そこにその人の何らかの希望の芽があるはず」と思ってよく聴くようにしています。

　ぜひいま一度患者さんと一緒に幻聴の内容に耳を傾けてみてください。看護師には、訴えられた幻聴や妄想それ自体をどうにかするのではなく、**その奥に確かに存在する願望や希望を、患者さんと一緒に掘り当てていくこと**が求められているのです。

　例えば先述の「"死ね"と言われて苦しいです」は「私は生きたい」という願望が姿を変えたものだと気づくと、生きていける安心感を提供するにはどうしたらいいか、自己肯定感が上がるためにはどうしたらいいかなど、ケアに全く違う視点が生まれてきます。

「症状によって助けられていることは何か」から、関わりのヒントを探る

　もう1つ持っておきたいのは、その症状によって、この人が助けられていることは何か、という視点です。

　ここにリストラの不安をかかえた30代後半の男性がいたとします。「いつ肩を叩かれるか」という不安を振り払えないまま、出社して退勤して……を繰り返す中、だんだん寝つきも悪くなり、飲酒量も増え、生活が乱れ始めてきました。ある日、退社して駅に着いた彼は、おもむろに駅員室に入っていったかと思うと、駅員の制止も聞かず館内マイクのスイッチを入れて叫びました。「テロリストが来るぞー！　みんな逃げろー！」。すぐに通報され保護された彼は、最寄りの精神科病院に救急搬送されました。

　この時、1つだけ彼が得をしていることがあります。それは「リストラの不安を感じずに済んでいる」ということです。テロリストの恐怖がリストラの不安に勝っているからです。

このように「症状の出現や維持によって得られる心理的あるいは現実的満足」[6]「病気になることや症状を存続させることで内的葛藤に直接悩まなくて済むこと」[6]を、疾病利得（一次利得）と呼びます。疾病利得はあらゆる神経症の症状において認められることであり[7]、統合失調症の症状においても同じことが言えます。

ですから「**この症状を出すことでこの患者さんは何から救われているのか**」という視点で見てみてください。すると症状の奥にある、その人が無意識に持つ目的や願望が見えてきますので、そこに向けてアプローチしていけばよいのだというアタリをつけることができるでしょう。

恐怖や孤独感、絶望感を軽減し、安心を提供する

とはいえ、こんな疑問を持つ方もいるでしょう。

「宇宙人が迎えに来たから」と言って窓から落ちてしまったケース、「狙われているから」と言って部屋から一歩も出てこないケース、中には「お前も組織から来たんだろ」と手を上げそうなケース、「自衛のために」と刃物を持つことを辞さないケースなどもあるが、そのように事態が切迫している場合はどうすればいいのか、と。

こういった場合にまず優先されるのは「患者さんにとっての安心の確保」です。**安全ではなく安心**であることに注目していただきたいと思います。

安心の確保としてまずできるのは、患者さんの話を聴いて、そのつらさ（感情）に共感することです。妄想の内容に共感することはできなくても、「そういう状況を経験しているとしたら、それは確かにつらいですね」と患者さんのつらさに共感することはどんな時でもできます。つらさをわかってもらえた患者さんは、自分だけで背負っていた荷物をひとまず下ろすことができて、ほっとすることでしょう。

ところが、臨床現場の現実はというと、安心よりも安全が優先され

る傾向があります。徹底して安全を目指すと、理由があってその行動を取っている患者さん（例えば自分を守るために暴力的になっている人）に対して身体拘束といった強制的な介入をすることになります。その時患者さんの主観は無視されています。

　阿保は、**急性期での第一目標は「恐怖や孤独感、絶望感を軽減すること」**[6]だと述べ、急性期に「不適切な強制を行うことは、慢性化への道を開く要因になりかねない」[8]と述べています。**不適切な強制は、患者さんに敗北感・絶望感を与え、無気力にし、孤独感を強め、医療者への敵意を高めます。**

　「安心」が感じられる環境にすることと、客観的な安全を確保することは、身体拘束という手段を使わずとも実現可能なはずです。

「薬飲んでますか」は話す気をなくさせる

　話を聴くことに付随するエピソードですが、ある患者さんと話していた時に、肩を落としながらこんなことを言われました。「"調子が悪い"って看護師に相談すると、"薬飲んでますか"ってまず言われるんだよね。あれやめてほしいんだよね。こっちはやることやって、それでも調子が悪いから相談してるのに」。

　「不調＝薬の飲み忘れ」という自動思考が、看護師には沁みついているように思いますが、やはり訴えをよく聴くことから始めていきたいところです。患者さんは看護師に、単に調子が悪いことをわかってもらって共有したかったのかもしれません。思いを言語化し、可能なら調子が悪い原因や対処法を一緒に探してほしかったのかもしれません。それなのに開口一番「薬飲んでますか」と言われたら、もう相談どころではなくなってしまいますよね。患者さんを失望させるこのような対応は、患者さんとの関係を妨げる要因になります。

妄想を否定しようと、証拠を突き付けたら裏目に

　ここで私の失敗対応を紹介します。

　40代前半のカネダさん（仮名/男性）と話をしていた時のことです。突然、「食事に梅毒の菌を入れているんですよね？」と質問されました。理由を聞くと「お米がつやつやしすぎているんです。これは寄生虫の卵を振りかけたからに違いないんです。僕はそうとは知らずに食べてしまいました。きっとこれから発症します」と言います。

　それを聞いた私は、患者さんの不安を軽減する目的で、カネダさんの了解を得た上で、「では私も食べます。そういったことをしていない安全な食事だとわかっていただきたいからです」と、カネダさんに提供された食事を少しずつ分けてもらって目の前で食べることを続けました。

　4〜5日してカネダさんから、「中村さん、もうわかったから大丈夫です」という言葉がありました。私は大丈夫なことが伝わったのだと嬉しくなり、「わかりましたか」と聞き返しました。その時の私は嬉々とした表情を浮かべていたと思います。すると彼は「はい。中村さんは解毒剤を飲んでいることがわかりました。ですからいくらこういうことをしても無駄だとわかりました。もう食べてもらわなくて大丈夫です」と言うのです。カネダさんの不安が軽減されるどころか、私が味方でなくなった瞬間でした。

　次に私が試みたのは、梅毒に関する心理教育をすることでした。「それほど不安が強いなら梅毒についての知識を持てば不安は軽減されるはず」と考え、梅毒に関する資料を集め、カネダさんと一緒に読み込みました。

　「梅毒は性感染症の1つであるため経口での感染はない」「母子感染はあるが、40代であることを考えると未だに発症していないのでその可能性はない」「症状として性器や全身の皮膚の特徴的な薔薇模様、

初期硬結や梅毒性バラ疹、梅毒乾癬が出現する」。そして現在そういった症状がないことを確認し、「梅毒ではない」という結論に至りました。

　カネダさんからは「ありがとうございました。資料をよく読んでおきます」と返答がありました。私はこれである程度不安の軽減が図れたと考えていました。

　ところがです。

　数日後の検温時、カネダさんが「やっぱり梅毒でした。見てください。手に湿疹ができたんです」と言って腕を見せてくるではありませんか。それは梅毒によるものではありませんでしたが、カネダさんにとっては梅毒の証拠として十分でした。

　結局カネダさんは、「病院食は安心できないから」と、売店で袋詰めされているパンやカップ麺などを買うようになりました。

　私はこの時、妄想を操作しようとすれば悪化の一途をたどること、そしていかに自分が小手先で介入しようとしていたかを思い知らされました。私がカネダさんに現れた身体への影響体験を否定しようとしたことで、彼の孤独はますます強いものとなっていたのです。

　それと同時に、カネダさんには、自身で考え対処する力がある（安心のために、売店で袋詰めパンやカップ麺を買うという対処ができる）ことにも気づきました。

　その上で、本当に必要だったのは、カネダさんに妄想を否定する証拠を突き付けることではなく、**訴えをよく聴き、その基にある不安を言語化するのを手伝うこと。そしてその奥に確かに存在する願望や希望を一緒に掘り当てていくこと**だったのだと理解しました。

幻聴に手紙を書いたら、声が静かになった

　訪問看護に入った際に、利用者であるタナカさん（仮名/30代後半の男性）から、「夜中に幻聴に責められて我を忘れることがある」「怒りに任せて壁に穴を空けることもあった」「怖くなって部屋から出られないこともある」「幻聴に責められると怖くてシャワーも浴びることができない」という相談を受けました。

　タナカさんは結婚しており、妻と子どもの4人暮らしです。

　もともとはトラックの運転手でしたが、睡眠を削って仕事を続けるうちに抑うつが強くなり、ある時から「死ね」と言う声が聞こえて怖くなり、仕事ができなくなったのでした。妻もうつ病の当事者で夫の症状に理解を示しており、本人が幻聴で苦しんでいる時は妻が奮起していました。逆に妻の症状が強くなり動けなくなった時は本人が家事を頑張るなど、夫婦で支え合う様子が見られていました。

　しかし、タナカさんは毎日のように夜中に幻聴に責められており、私が訪問に入らせていただいた時は、疲労と周囲への不信で強い緊張感をまとっている印象を受けました。

　「幻聴に責められる」という話を聞き、私は単刀直入に「それは男性ですか、女性ですか」と聞きました。すると少し意外そうな顔をしつつ、「両方だね」と教えてくれました。後で言われたことですが、「どうせ"薬飲んでますか？"と聞かれるだろう」と思っていたところに幻聴の性別について聞かれたので、「あれ？」と思ったとのことでした。

　そこから私は幻聴についての話題をさらに掘り下げました。

中村：大体いくつくらいの男女なんでしょうか。
タナカさん：中年だね。
中村：じゃあ、おじさんとおばさんですね。

タナカさん：そうそう、おじさんとおばさん。

中村：そのおじさんとおばさんは何て言ってくるんでしょうか。

タナカさん：「いつまでのらりくらりしてんのよ」「はやく死ね」とか
　　かな。

　私はタナカさんが幻聴に責められるのは考想化声によるものと感じ
ていました。タナカさんは家庭を持ちつつも働けていない現実をなん
とかしたいと感じている。だからできていない自分を責めていると考
えました。「いつまでのらりくらりしてんのよ」という声からは、「の
らりくらりせずに働きたい」という願望も感じ取れました。と同時
に、仕事に就くのが怖いという両価性も感じられました。

　私は**彼の自責の念を軽減する**ことが必要で、それが第一目標だと考
えました。そこでひと通り幻聴についての状況を確認したのち、次の
ような提案をしました。

中村：お聞かせいただきありがとうございました。

タナカさん：いや聞いてくれてありがとう。

中村：1つ提案させていただきたいことがあるのですが、よろしいで
　　しょうか。

タナカさん：何？

中村：今のお話を聞いて、おじさん、おばさんはタナカさんを殺した
　　いんじゃなくて、現状をなんとかしたいんじゃないかなとも感じ取
　　れたんです。

タナカさん：それはあるかも。「しっかりしろ」とか言ってくるから。

中村：でも、おじさんとおばさんってタナカさんに対する伝え方が決
　　してうまくないじゃないですか。

タナカさん：そうなんだよね。

中村：なので、僕からおじさん、おばさんに手紙書かせてほしいんで
　　すけど、よろしいでしょうか。

タナカさん：手紙？……うん、いいよ。

そこで私は幻聴に向けて次のような手紙を書きました。

おじさん、おばさんへ
　はじめまして。私はタナカさんの訪問に入らせていただ
いている看護師の中村創と申します。タナカさんから毎晩
いらっしゃるとうかがい、おじさん、おばさんがタナカさ
んをとても気にかけているのではないかとお察しいたしま
す。私もおじさん、おばさんと同じで、タナカさんの生活
を一緒に考えていきたいと思っております。今後ともよろ
しくお願いいたします。
　ところでタナカさんは、おじさん、おばさんのおっしゃ
ることはわかるということでしたが、やはり言葉が厳しい
ことに対して、つらい思いもされているとのことでした。
皆様がタナカさんのことが気になるということは重々承知
の上でお願いがあります。夜間はもう少し柔らかめの声で
お話しになるか、お静かにしていただけますと、タナカさ
んも楽になり、今後に対して前向きになれると思いますの
で、何卒ご協力をお願いいたします。
　　　　　　　　　　　　　　　　　　　　　　中村創

この手紙を封筒に入れ、タナカさんにお渡ししました。
　次の訪問に行った時です。「中村っちからもらった手紙読んだら、
おじさん、おばさん黙ったわ」とタナカさんが笑顔で報告してくれま
した★。
　私は、幻聴が消えることを期待して手紙を書いたわけではありませ

んでした。幻聴が消失したとしてもそれは一時的なもので、また出てくるだろうとも思っていました。私が目的にしていたのは**幻聴さんにこちらが敵意を持っていないと知ってもらうこと**でした。その上で、**幻聴がありつつもタナカさんが生活を構築できる方法**を考えていけたらと思っていました。

　後日タナカさんが、「中村っちからの手紙、お守り代わりにいつもわかる所に置いているから」と教えてくれました。

　この事例を読んで、「おや？　こんなかかわり方をしていてはかえって症状を強化するのではないか」とか、「幻聴を相手にしないとか、それは症状だからと本人に悟らせるほうが効果的ではないか」と思った方もいるでしょうか。

　しかし、先に紹介した梅毒の被毒妄想がある人への失敗対応では、私は患者さんが感じていることを妄想だとわかってもらおうと、さまざまな証拠を突き付けて、かえって妄想を強化させる結果となりました。こうした経験を踏まえて「患者さんが示す症状には、患者さんの願望が詰まっているのだから、それをなかったことにしてはいけない」と考えるようになり、幻聴という存在に人格を認めて手紙を書こうと決めたのです。

　この患者さんとは、幻聴とのつき合い方を含めて現在もいい関係が継続しています。

　浦河べてるの家では、幻聴を「幻聴さん」と呼ぶ習慣が根付いています[9]。「幻聴さんって、"さんづけ"で呼ぶくらいが、相手に対して失礼がなくていいよね」という考えがあるのです。無視したり"ない"ことにするのとは真逆の対応です。

★タナカさんが手紙を読んだら幻聴が弱まった理由について推測してみます。本を読む時、頭の中で他人の声が朗読しているかのように感じることってありますよね。この現象には écho de la lecture[7] という名前がついています。タナカさんが手紙を頭の中で読んだ際、中村の声で幻聴に話しかけている声が聞こえていたのかもしれません。その結果、一時的に幻聴が弱まったのではないかとも思われます。

私たちに求められるのは、幻覚・妄想を敵とみなさないことなのです。「幻聴や妄想には患者さんの願望が詰まっている」という発想で、患者さんのお話を聴かせていただく。そして幻聴や妄想に人格を持たせて交渉したほうが、結果的に患者さんが楽になるということが起こったりします。手紙を書く以外にも、発想を柔軟にすればさまざまなアプローチが可能でしょう。

回復の目標は「まとまりを取り戻すこと」であり、「幻覚・妄想が消えること」ではない

　統合失調症は「筋道立てて考えること、感じること、伝えることが難しくなっている病気（病態）」だと述べました。だとすると**回復は、幻覚・妄想が消え去ることではなく、「まとまりを取り戻すこと」**になります。

　これについて中井は、「知・情・意」（考えのまとまり、情のまとまり、意志のまとまり）、この3つのバランスの回復が、患者さん、家族と共に医療者が目指す目標になると強調しています[10]。

　さらに中井は、「まとまりを取り戻す」という治療目標は、「幻覚・妄想をなくす」よりもはるかによいと述べています。なぜなら「幻覚・妄想をなくす」という目標に対しては、患者さんも家族もどう努力してよいかわからず、困惑し、受け身になり、それがこの病を一層深くする悪循環を生んでいた可能性があるが、「まとまりを取り戻していこう」という目標であれば、患者さんや家族ははるかに能動的となり得るから[10]と言います。

　もし統合失調症の回復の目標を、未だに「幻覚・妄想が消えること」にしている現場があるとしたら、目標設定の捉え直しが求められるでしょう。

深いところでのまともさを信じる。
信じられなければ「念じろ」と中井は言う

　「そうは言っても相手の言うこと、特に急性期で話されることから願望を探そうとしても、そもそも相手の言うことはまとまっていないし理解できない」と感じる方もいると思います。理解できないと感じる時、私たちの中では無力感が喚起され、不安が増してきます。

　しかし中井は、「急性統合失調症状態を無理に“理解”しようとする必要はない」「人間は理解できないものでも包容することはできる」「患者に対する時は、どこかで患者の“深いところのまともさ”を信じる気持ちが治療的である。信じられなければ“念じる”だけでもよい。それは治療者の表情にあらわれ、患者に良い影響を与え、治療者も楽になる」[11]と述べています。

　この言葉を受けて私は、急性期の臨床で患者さんの話を聴いて理解できない局面があった時でも、「症状の奥に願望がある」「相手のどこかにまともさがある」と念じるようにしています。そうすると不思議なほどに自分が楽になります。そうして患者さんの話に耳を傾け続けていると、ふと「そういえば最近膝が痛くて」といった現実の悩みも出てきたりして、「あぁ、この患者さんは、自分とかけ離れた世界に居るのかと思ったら、現実の世界もちゃんと認識しているんだなぁ」と興味深く感じる瞬間があったりします。そういう時、相手の「まともさ」に触れ、関わっていくための“取り付く島”ができたように感じます。

　「症状の奥に願望がある」「相手のどこかにまともさがある」。私はこの考え方が、統合失調症の人に関わる支援者の助けになると確信しています。

引用・参考文献

1　功刀浩：精神疾患の脳科学講座．金剛出版，2012，p.27
2　鈴木英鷹：精神保健学 第8版．清風堂書店，2009，p.74
3　Snyder HS（加藤信 訳）：狂気と脳 分裂病の精神薬理．海鳴社，1976，p.109
4　中井久夫，山口直彦：看護のための精神医学 第2版．医学書院，2004，p.87
5　石原孝二(編)：当事者研究の研究．医学書院，2013，p.159
6　阿保順子，佐久間えりか(編)：統合失調症急性期看護マニュアル 改訂版．すぴか書房，2009，p.151
7　前掲書4，p.431
8　前掲書6，p.16
9　四宮鉄男：ベリー オーディナリー ピープル とても普通の人たち 北海道浦河べてるの家から．北海道新聞社，2002，p.211-213
10　前掲書4，p.82
11　前掲書4，p.142

2

うつ病

「いい人」だけど、苦しそう

　「"うつ病"と聞いて思い浮かぶ性格」について外来看護師と話すと、「真面目」「几帳面」「内気」という単語が出てきます。特徴的な場面を聞くと、「そんなに謝ることないのに、と感じるくらい謝罪が多い」「時間にきっちりしている」「支援に対して"迷惑じゃないですか？"と、過度な確認をする」といったエピソードが出てきます*。

　発病する前から備わっていたご本人の性格的な特性を「病前性格」と言います。これは「こういう性格だからこの疾患に罹患する」ということではなく、「罹患した人たちに、ある程度共通する性格の特徴がある」という意味です。

　病前性格が認知されるようになったのは、1961年にドイツの医師であるテレンバッハが、著書『メランコリー』で提唱してからです。そこには、うつ病の病前性格として、努力型、責任感が強い、頼まれると断ることができずしょいこんでしまう、自分より他人のことが先になりがち、几帳面、律儀、秩序を好む、良心的、目標を達成するまで努力を怠らない、目的を果たしても不全感が残りやすい[1,2]といったものが挙げられています*。実際、うつ病の患者さんとお話しすると、非常に配慮が行き届いていて「いい人」という印象を受けます。

うつ病の本質とは

　しかしこれらは観察できる特徴であって、本質ではありません。うつ病の本質は、「**秩序結合性と高い自己要求**」[1]にあると言えます。

　「秩序結合性」とは、自らの秩序に固着するため、その限界に閉じ込められる（Inkludenz：封入性）ことです。例えば「ルールは破ってはならない」「人に迷惑をかけてはならない」「課せられたノルマは睡眠を削ってでも達成しなければならない」といったルールや制約に縛られており、ルールに改変が求められるような状況になっても変えるこ

とができません。

「高い自己要求」とは、自分自身に絶えず高い要求を課すあまり、自身が取り残されてしまう（Remanenz：負目性）状態です。例えば「自分は常に優秀でなければならない」「多少体調が悪くてもパフォーマンスを下げてはならない」「自分は人の役に立たなければ意味がない」といった思いで無理な要求を自分に課し、それを達成できないと後悔します。

この2つの状況が極端に先鋭化し、出口がなくなると、次のような悪循環の中に入り、うつ病を発症すると説明されています[1]。

①「自分はもっとやれるはず。やれなければいけない」という思いに拍車がかかる　→　②自分に過度な要求を課し続ける状況が続く　→　③エスカレートする自分への要求に現実が追いつかなくなる　→　④追いつかないため結果が伴わない　→　⑤それを補おうと、さらに制約に縛られたまま過度な要求を自分に課し、努力を倍増させる　→　⑥課した要求を達成できない自分を責める　→　⑦もはや努力を高める余力がなくなる　→　⑧追い詰められ感が大きくなる。

ルールや制約を作っているのは自分ですし、高い要求を与えている

★うつ病には、古くから知られている「メランコリー親和型」と、比較的最近認知された「ディスチミア親和型」がありますが、本稿では「メランコリー親和型」に沿って解説をしています。

なお、「ディスチミア親和型」は、樽味伸[3]によって2005年に提唱され、「新型うつ」という名称で世間に認知されたタイプです。以下はその解説（要約）です。

──「新型うつ」は、誰もが多かれ少なかれ自己愛的で他罰的な面はあるが、その傾向が増幅されたような病前性格を持ち、秩序への否定的感情と漠然とした万能感があり、「私は条件さえ与えられれば非常に良い仕事をする」というような万能感、ナルシズムがある。規範に対して「ストレスだ」と抵抗する。場合によっては、もともと仕事熱心ではなく、それほど規範的ではなく、むしろ規範に閉じ込められることを嫌い、仕事熱心な時期が見られないまま、常態的にやる気のなさを訴えて「うつ病」を呈することがある。

ディスチミア親和型の場合、自ら「うつ病」の診断を受けることに協力的だが、治療が経過してもうつの文脈から本人が離脱することが困難なことが多くある。どこまでが「生き方」でどこからが病なのかの線引きが難しく、休養と服薬のみではしばしば慢性化することがある。薬物への反応の多くは部分的効果に留まる。置かれる場・環境の変化で急速な改善を見せることもある。

のも自分です。しかしどちらもやめることはできないという**自己矛盾**に囚われているのです。

励ましてはいけない理由

　米国精神医学会（American Psychiatric Association）が編纂する DSM-5 による診断基準では、うつ病の基本症状の筆頭に、(1)少なくとも2週間の間、ほとんど1日中、ほぼ毎日のように悲しみや空虚感を感じている、を挙げています[4]。続いて (2)興味や喜びの喪失 (3)食欲低下（増加）(4)睡眠障害 (5)精神運動性の制止・焦燥感 (6)気力の減退 (7)無価値感 (8)思考・集中力低下並び決断力の困難 (9)自殺念慮・企図を挙げています。5つ以上当てはまる場合に（うち (1)(2) は必須）、うつ病と診断できるとしています。

　ちなみに DSM-5 で「統合失調症」を調べてみると、基本症状の (1)は妄想、(2)は幻聴[3, 4]です。妄想や幻聴は、耳をふさいでもテレビを見ても完全に消失することはありませんし、努力で消すことはできず、本人のコントロール外にある症状です。それを考えると、うつ病の患者さんにとっての基本症状である (1)悲しみや空虚感は、自身ではどうしようもできない症状として出現しているものであることがわかります。

　今でこそうつ病の人に、「元気を出して頑張れ」といった励ましや「もう少し前向きになりましょう」といったアドバイスは言うべきではないというのが常識になりましたが、その理由はあまり意識されていないかもしれません。正しい理由は、**悲しみや空虚感は、自分でもコントロールできない症状として出現しているものなので、励ましやアドバイスがかえって本人を追い詰めることになる**からです。

病因──①モノアミン仮説

では、うつ病になる病因を見ていきましょう。

1つ目はモノアミン仮説です。

うつ病と聞いて真っ先に浮かぶ神経伝達物質は「セロトニン」「ノルアドレナリン」ではないでしょうか。セロトニンやドーパミン、ノルアドレナリン、アドレナリンといった内在性芳香族アミンを総称してモノアミンと呼びます[5]。

セロトニンがうつ病に関与するのではないかと指摘されたのは1960年代でした。高血圧治療のために導入されたレセルピンという薬を服用した患者の約20％に、神経性うつ病が引き起こされたからです。レセルピンにはノルアドレナリン、セロトニンを減少させる副作用がありました。

他にも、結核治療のために導入されたイプロニアジド[6]という薬を用いたところ、気分の高揚を顕著にきたすことが報告されました。この薬はノルアドレナリン、ドーパミン、セロトニンを分解する酵素の作用を阻害し、これらの濃度を高める働きがありました。

こうした臨床上の知見から、「気分の低下」はノルアドレナリンかセロトニン、あるいはその両者の低下と密接な関係にあるという仮説が立てられました[7]。実際、現在使われている多くの抗うつ薬が、セロトニンもしくはノルアドレナリンの再取り込みを阻害することで、これらの濃度を一時的に上昇させる作用を持つものです。

とはいえ、治療を受けた患者の10〜30％は投薬に対して効果が現れず、また比較的軽度のうつ病の場合は抗うつ薬の効果が得られにくいという報告もあります[8]。また、そもそもなぜノルアドレナリン、セロトニンが減ってしまったのか、またどんな生理作用でうつ病に関与しているのかなど、依然として不明な点が多く残っているのです[9]。

病因──②素質・ストレス仮説

2つ目は素質・ストレス仮説です。

うつ病者の脳内では視床下部‒下垂体‒副腎系（HPA系：Hypothalamic-Pituitary-Adrenal axis）が機能亢進してしまっており、それが交感神経系優位な状態を作り出し、身体が常に戦闘モードになっているのではないか。そんな可能性が指摘されています。

HPA系は、ストレスを感知すると、糖質コルチコイドの放出を促進させ、身体をストレスに適応的な状態へと変化させます。それにより身体は交感神経系が優位になり、闘いに備えた状態（炎症抑制、糖生産促進、脂肪酸遊離促進、腎臓における水利尿とNa貯蔵、副腎髄質やニューロンのカテコールアミン合成促進、海馬への記憶機能促進作用など）になります[10]。

ストレス時はそれでよいのですが、人はずっと戦闘モードでいることはできませんので、本来ならば許容以上の糖質コルチコイドの分泌を感知すると、HPA系に対する負のフィードバック機構が働き、戦闘モードが解除されます。

しかしうつ病者の脳内では、糖質コルチコイド受容体の機能障害が起きており、糖質コルチコイドが過剰になってもHPA系に対する負のフィードバック機構が十分に働いていない可能性が指摘されています。事実うつ病患者の糖質コルチコイド受容体が減少しているという報告があります。そうなると、ずっと戦闘モードということです。

動物の脳に糖質コルチコイドを注入すると、大うつ病と類似した行動上の影響（不眠症、食欲不振、性欲減退、不安行動の増加）が見られる[7]という報告があります。戦いに備え続け、負荷が増大し続けた事態が、不眠、食欲不振、不安行動などのうつ病者の症状として現れていると考えるとしっくりくるものがあります。

この仮説は、HPA系が機能亢進してしまうその人の素質に、ストレスが加わって起こるという意味で、素質‒ストレス仮説と呼ばれます。

病因 ─ ③炎症性神経障害仮説

　3つ目は炎症性神経障害仮説です。

　2000年代になり、炎症と中枢神経疾患における病態との関連や因果関係を示唆する結果が報告されるようになりました。

　例を挙げると、重篤な敗血症の患者が、回復した後に抑うつ症状や不安障害を発症するリスクが高いこと、インターフェロン治療後に抑うつ症状を含む精神神経症状を発症することが報告されていること、動物を用いた研究では、リポ多糖（Lipopolysaccharide：LPS）投与により全身炎症を惹起すると抑うつ症状が出現すること[8]などです。

　これらから、今後、免疫-炎症系経路に作用する新規の薬剤が開発されることで、うつ病治療の選択の幅が広がることが期待されています[11]。

何ができるか ─ ①「うつ病は自殺予防」と心得る

　「うつは心の風邪」[12,13]という言葉は今でも頻回に耳にすると思います。これはうつ病がまだあまり認知されていなかった時、"風邪と同じようなものだから、もっと気楽に病院を受診しよう"といった意味を込めて学会や製薬会社から広まった言葉でした。それが効果を現してか、1996年に40万人台だったうつ病・躁うつ病の総患者数は、2017年には120万人台と、3倍に増加しました。「うつ病は誰でもかかる可能性がある」という考えがある程度浸透し、受診への敷居が低くなったからだろうと思います。

　しかしうつ病と風邪が大きく違うのは、風邪はかかり始めの対処法が広く知られているので多くの場合に重篤化せずに回復しますが、うつ病は病名こそ知られていますが、実態やどう対処してよいかが知られていないため、重篤化しやすいという点です。また、時折これを「風邪ぐらいだから大したことはない」「甘えているだけ」と勘違いし

てしまう人がいますが、この認識は明らかな誤りです。

「地域における自殺既遂者の少なくとも90％に広義の精神障害が認められ、そのうちの4割以上がうつ病等であった」[14]と聞けば、「ただの風邪」では済まない疾患であることが認識できるのではないでしょうか。うつ病と自殺との高い相関を私たちは心に留めておかなければなりません。

中井は、「（うつ病では）自殺念慮は必ずあると考えて、患者に責任ある立場の医療者が聞いてよい」[15]と断言しています。もちろん条件反射のように「死にたいと思っていませんか」と質問を浴びせるのは間違っていますが、「うつ病では自殺防止」と覚えておく必要があります。

自殺未遂で搬送された方に理由を尋ねると、「水たまりを踏んで靴下が濡れたからです」や「朝が来たので死のうと思いました」と返されることがあります。自殺の理由としてあまりに軽いと思われるかもしれません。「最後のわら1本がラクダの背骨を割る」[16]ということわざがイギリスにあるそうです。限界に達するほどの荷物を背負わされ続けると、わら1本の重さでも崩れてしまうという意味だそうです。まさに靴下が濡れたことや朝が来たことが、その人にとってのわら1本だったのだろうと思います。そうした時に私たちがまずすべきは、背骨が折れそうなほど背負ってきたその人の荷物を軽くすることです。

自殺が未遂に終わった方に後から話を聞くと、「どうしてあんな行動を取ったのかわからない」「まるでホームに吸い込まれるように勝手に足が動いていた」「自分だけど自分ではなかったみたい」と振り返ることがあります。「自ら死ぬ」のは適切な判断の下での決断であることはまずありません。上記のように解離を思わせる発言があることからも、平穏時とは別の思考状態なのです。

こうした時に重要になる関わりが、**「死なない約束をしておくこと」**です。

自殺が未遂に終わった多くの方が、「"家で待ってるからね"という

姉の言葉をふと思い出した」「看護師さんが"もうしないでください
ね"と言ったのをふと思い出した」あるいは「自分で"死にません"
と言ったことをふと思い出した」といったことを話します。「ふと思
い出し」て異常な思考から抜け出すためには「約束」が必要です。

その約束は死に向かう背中や肩に対して、小指1本分の引っ掛かり
に過ぎないように思えるでしょうが、小指1本分の引っ掛かりでもよ
いのです。その小指に引っ掛かったことで命を落とさずに済んだ人た
ちが実際にいます。

なお、患者さんが「死にたい」という思いを表明した時に、「死な
ないでください」と返すのを、相手の意思を否定するようで抵抗を覚
える人がいますが、こう考えてみてください。患者さんは生きたいの
です。生きたいのに、それがうまくいかないから死にたくなっている
のです。だからこそ「私は生きていてほしいと思っている」と伝える
こと、「死なないと約束してください」と伝えて約束を交わすことに
は意味があるのです。

なお、そうした言葉はルーチンとして伝えても意味をなさないとい
うことを付け加えておきます。「待っていますからね」の言葉の通り、
本当にその人を思い、帰ってきたら「あなたが帰ってきて私は嬉し
い」と歓待する態度とセットであるべきです。

何ができるか──②セルフケアを取り戻せるよう環境を整える

うつ病を含む気分障害の患者さんをケアする時、最も大事なことは
「気分の波や不安の程度を把握しながら、精神状態の程度に応じてセ
ルフケアを支援していくこと」[17]だと看護師の宇佐美は述べています。

うつ病の急性期では、食事、排せつ、個人衛生、活動、人とのつき
合い、自分を守るといったセルフケアがほとんどできません。落ち込
みが激しく、希死念慮も強く、これらが1日中続くからです[17]。「セル

フケアどころではない」状態なのです。

　ある当事者が、うつ病の急性期の経験を振り返ってこう教えてくれました。「字を書かなければいけない場面で、全く気持ちが動かず書けなかった」「テレビを観ていても頭に何も入ってこなかった」「何を食べても味がわからなかった」。それが、回復の過程で少しずつ気持ちが外に向くようになり、服を着替える必要性を感じ始める。「体がだるいのは栄養が足りないから」だと考え食事を摂り始める。そうした変化が出てきたことに、自分でふと気がつく時があるそうです。

　支援者ができるのは、セルフケアを取り戻せるよう環境を整えることです。これが風邪で肺炎を予防するのと同じように、うつ病における重篤化を予防する働きかけとなります。

　急性期は、気分や不安の程度や希死念慮の程度を把握しながら、セルフケアは保護的にかかわりながら支援する[17]ことが推奨されます。

　回復期になると、落ち込みや希死念慮が減少し、集中力や注意力も中等度や軽度に上がっていきます。この時期は状態に応じてセルフケアを支援します。

　安定期では、患者さんの自主性を見つつ、必要なセルフケアの方法を本人の役割に沿って検討していきます。家族が本人の病気とどうつき合えるかについても話し合いの場を持ち、家族が疲弊しないような配慮も必要です。そして再燃・再発のリスクを減らせるよう環境の調整を検討します。

何ができるか ── ③「治療的相互関係」を築くこと

　日本うつ病学会が作成した「うつ病看護ガイドライン」[18]は、うつ病看護の原則として6項目（「治療的相互関係を構築する」「安全な環境を提供し自殺を予防する」「セルフケアを支援する」「自尊心の低下を改善し、自己肯定感を高める」「社会的相互関係の維持・獲得を支援する」「生活の再構築を支援する」）を挙げています。

　冒頭が「治療的相互関係を構築する」です。治療的相互関係はどうすれば構築できるのでしょうか。先に私の考えを言うと、おそらく「時間」がキーワードになると思います。

　うつ病の人への態度として推奨されること──例えば、積極的に傾聴し、温かく、受容的に、穏やかな口調で、共感的にといったことは、私たちは意識すればできると思うのです。ですが、信頼関係を築くとなると一朝一夕にはできません。

　その人が看護師と共に居られる状態なのかを評価し、会話ができない場合は静かに寄り添うだけに留める必要があります。うつが重い時は、短い会話を心がける必要があります。患者さんが明らかに不快または抵抗を感じていると察したら、長時間関わらないようにする配慮も必要です。

　そうした中でも、寄り添う時間を重ねるごとに、徐々に患者さんの価値観や個人のニーズが見えてくることがあります。そうした協同的な関係性を構築しながらサポートし、信頼関係を発展させるには地道で持続的・意図的な関わりが必要です。

　ここで、この「治療的相互関係」に関連する私の経験を紹介します。

経験談

治療的相互関係がないまま活動を促し、追い詰めてしまった

　60代でうつ病を発症し入院したヨシダさん（仮名/男性）。もともとは快活な方で、運動好きという情報がありました。入院中、日中のほとんどをベッドに座りながら過ごしていました。病棟内はおろか病室内でも彼と話す人はいませんでした。ヨシダさんも自分から話しかけることはほとんどありませんでした。

　入院して1年が経過しており、入院時に見られた希死念慮や行動化は見られていませんでした。食事は自室できちんと3食摂取し、洗

面、保清行動もしっかり継続されていました。簡単な買い物であれば院内の売店でできていました。ですが、活動への意欲が湧かないようで、外出プログラムや園芸療法などへ参加を促しても「私はいいです」という返事が続いていました。

　私はヨシダさんが回復期から安定期に移行しているとアセスメントし、対人関係や活動の拡大への支援が適切なのではないかと考えました。プログラムへの参加は声がけを続けても断られることが続いていたので、まずはご本人の意思を尊重するために、ヨシダさん本人と話してみようと考えました。なお、話している最中に沈黙が続くことは予想できましたが、その時は相手のペースと自主性を尊重し、気長に待とうという構えで臨みました。

私：こんにちは。
ヨシダさん：どうも……。
私：最近はいかがでしょうか。
ヨシダさん：まあ、変わりないです。
私：そうですか。体調も変わらない感じでしょうか。
ヨシダさん：そうですね。

　単調なやり取りになってしまうことは予想していました。しかし特に不快な様子は見られず会話は進んでいるように感じられました。そして核心部に話題が移りました。

私：例えば最近やりたいことなどお教えいただけたらと思ったのですが。
ヨシダさん：（沈黙）

　ここで沈黙が来るだろうということは予想していたので、ヨシダさんの自主性を侵害しないよう待つことを心がけました。3〜4分程度

経ったでしょうか。何か口元でヨシダさんがささやいていることがわかりました。「ようやく口を開いた」と私は嬉しくなり耳をそばだてました。

　するとこんな声が。

ヨシダさん：困ったな……困ったな……。
私：……！

　私がヨシダさんを追い込んでいたことがわかった瞬間でした。自主性を尊重するために用いたはずの沈黙は圧力と化していたのです。

　結局私は、「大変な時だったのに無理に動いてもらおうとして申し訳ありませんでした。どうぞお気になさらないでください」と謝罪し、逃げるように病室を後にしました。

　私はヨシダさんの日常を観察し、活動の拡大を促せると判断したのですが、ご本人からしてみれば「活動量を上げない」という自主性が無視され、活動を促されていたことになります。

　最大の失敗は、私がヨシダさんと十分な治療的相互関係を構築しないまま、意思決定を促した点にありました。「セルフケアが回復したから次のフェーズに移行できる」というアセスメント自体は誤りではなかったと思います。しかし私との治療的相互関係が構築されていない中では、どんな提案も勧めることができないことを私は学びました。

　もし私がもっとヨシダさんと時間を共に過ごし、ヨシダさんが大事にしている価値観なども理解していれば、私の声掛けや会話の中身も違っていたと思いますし、同じ沈黙が流れたとしても圧迫や責めている印象を与えず、「温かく待っている」と受け止められたかもしれません。

役割獲得によって自尊心が回復。
社会に適応できた

　40代後半のうつ病のスギウラさん（仮名/女性）は、家族関係のトラブルで疲弊しうつ病を発症し、入院後2か月が経過していました。スギウラさんはとても面倒見がよく、同室の若い患者さんの話を丁寧に聞くような人でした。

　同室に、不安障害に苦しむ30代後半のイシダさん（仮名/女性）がいました。何をしていても胸の圧迫感が気になり、いつも肩で息をしながら「苦しい、苦しい」と訴え続けていました。彼女に私が当事者研究を勧めたところ、「息が苦しいことを話し合えるのは嬉しいけれど、大人数の中に入れない」という答えが返ってきました。

　そんなやり取りを向かいのベッドで見ていたスギウラさんは、「よかったら私が一緒に行こうか」と助け船を出してくれました。イシダさんは少し考えて、「一緒に行ってくれるなら」と参加に前向きになりました。

　その後2人は病棟のどのような場面でも一緒にいるようになりました。食事、買い物、プログラム参加、退院前訪問に至るまで一緒です。

　結局スギウラさんがイシダさんより1か月前に退院、その後を追うようにイシダさんも退院しました。退院先はスギウラさんが暮らすアパートの近所でした。退院後もやり取りは続いたようです。

　人は、役割を獲得することで回復していきます。

　私はこのケースを見て、スギウラさんは人を助けるという自分の役割を獲得して、自尊心や社会への適応力を回復させていったのだと思いました。

　一般的に医療者は、病棟で患者さん同士が親密になることを、トラブルの元として好まない傾向があります。しかし私は、スギウラさん

とイシダさんの自主性に委ねることにしました（もちろん実際にトラブルになったり、病状が悪くなっていくようであれば介入するつもりでいましたが）。

　患者－医療者間で治療的相互関係を構築することはもちろん大切ですが、医療者だけが患者さんの回復に寄与するわけではありません。患者さんの自尊心が回復できるような場や"偶然性"をどのように呼び込むかを考えることが大事なのだと思います。そういう場を大事にしていると、時にこのような思わぬ展開を見せてくれることがあります。

経験談

「自殺予防工作」を通して生きる意味を見つけた人

　うつ病の時の心情、どうやってつらさを切り抜けたらよいか、そうした経験を「自殺予防工作」と名付けた作品にし、発表している方がいます。前道孝幸さんとおっしゃいます。前道さんの「自殺予防工作」の作品例を45頁に紹介させていただきます。

　前道さんはうつ病を発症し、希死念慮、自殺企図があった方です。現在は一人暮らしをしながらデイケアに通所中です。

　前道さんは私に、うつ病をどのように捉えているのかを下記のように教えてくれました。

前道さんが捉えている「自分のうつ病」
- 働き過ぎ、勉強の詰め込み、生活苦、病苦、長期間それらにさらされると脳に傷がつく。心がつらいのではなく、"物理的""化学的"なことが原因で脳内に傷がついていると思うようにしている。
- うつ症状の時は、周囲からは体が固まっているように見える。し

かし自分としては、脳が興奮状態で、熱で暴走してしまって疲労していると感じている。

- 焦りが強く、入院・自宅療養の意味がわからない。
- 興奮して早朝覚醒してしまう。悪い反芻が止まらなくて苦しい。
- 現実を見ないようにしているが、いろいろと税金を免除してもらい、自立支援手帳をもらい、デイケアでお世話になり、病気であることを近隣に隠し、無職であることを隠し、苦しくなる。死にたくなる。
- 自分攻撃をして、こんな言葉が浮かんでくる。「お前なんか死んでしまえ」「生きていても税金の無駄遣いだ」「あの時死んでいれば」「もう先はない」「飯だけ食いやがって」「お金がないのに贅沢言うな」「まともな仕事ができない出来損ない」。そしていつ死んでもいいと思ってしまう。
- 長時間労働の末に、“身体が浮いてしまい記憶がない数日間”の間に自殺未遂を起こしたことがある。だから自分の意思とは違う自殺もあると思う。

【自殺企図に至る道筋の例】　自分の捉え方・物の考え方がある　→これを基に長時間労働する　→脳が熱暴走する　→仕事の効率が下がる　→補うためにさらなる長時間労働をする　→おかしいとは感じているが自覚症状はない　→身体が浮く感覚がする　→自分の意思とは関係なく自殺をはかろうとする

　これを見せてもらうと、誰よりも前道さんを攻撃しているのは前道さん自身であることがわかります。自身への高い要求が、強化されながら反芻されているのです。

　そんな前道さんに、なぜ「自殺予防工作」（**写真**）を作るようになったのか、きっかけを聞くと、次のように教えてくれました。

　「2017年に浦河べてるまつりに参加した時、いろいろな表現をする人を見て感動しました。私は何もできないなと思っていたのですが、

写真 前道孝幸さんの「自殺予防工作」例

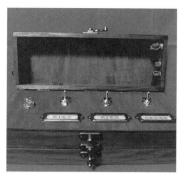

前道さんからのコメント
「仕事にすべての体力を使い、倒れてしまいました。気がついたら第1電源、第2電源、非常用電源のすべてがなくなっていました。頭の中の配線はからんでしまいました。うつ病は、時間が解決する部分もあるので触りません。電球がつくまで💡充電しています🔌。それにしても長いです。何年目だろうか🐌」

前道さんからのコメント
「複雑に考えすぎます。脳が熱暴走している。身体は動かないのに、脳が興奮状態。脳を冷却することに集中。リラックス・リラックス」

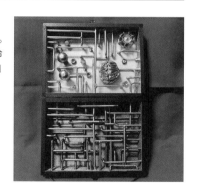

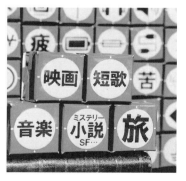

前道さんからのコメント
「うつ状態の反芻の状態を表したブロックが後ろに並んでいます。ここを自分の得意分野である前側のブロックに差し替えると、反芻そらしが可能です」

絵葉書が好きなので、自宅のパソコンで自分の考えを葉書にし、それをA4サイズに作り直して発表しました。そうするうちに、紙よりも立体の工作のほうが訴える"力"があるのではないかと考えるようになり、制作するようになりました」。

前道さんにこうした作品を作る利点を尋ねると、次のように答えてくれました。

○頭の中の状態を取り出して見て、客観的に観察できる。

○パソコンが熱暴走しているように、脳が熱暴走していることを自分で理解できる。

まさに外在化です。実際、希死念慮が強くなった時、前道さんはこの工作を取り出して見ることで自分の状態を外からながめることができ、企図に至らずに済んだことがあるとのことでした。

うつ病のつらさの1つに、他人から理解されにくいという面があると言われます。前道さんにとっては、自殺予防工作を作って発信することで、「誰かに届いて理解されるかもしれない」「この工作が誰かを助けるかもしれない」と思え、そのことが生きる支えとなっているようにも感じます。

抑うつは回復のサインである

中井は「うつ病の人にとって第一に大切なことは、心身ともに休息を取ることである」[15]と述べています。うつ病になる人は元来が真面目で頑張り屋の人が多いと言われます。春日は「もともと真面目で頑張り屋のうつ病患者は、もはや頑張ろうにも頑張れなくなって疲弊に陥っている」[19]と述べています。

そうした病前性格を鑑みると、自分を追い込み続けてきた人に「悲しみ」「虚無感」が症状として出てくるのは、ある意味当然かもしれません。「もう十分頑張った」「これ以上追い込まないで」「休息が必要」と、脳が察知した最後の手段が抑うつという症状だった。そう考

えると、**抑うつはその人の危機を救うために現れてきたものであって、それが出てきたということは、むしろ回復に向かう途上にいる**と考えることができます。

　患者さんが見せる症状の1つ1つは、むしろ回復に向かっているサインである──私たちの役割は、いくら患者さんの変化が見えづらく回復までの道のりが描けなくても、これを信じることだと考えます。

引用・参考文献

1　加藤敏ら（編）：縮刷版 現代精神医学事典. 弘文堂，2016，p.1010
2　中井久夫，山口直彦：看護のための精神医学 第2版. 医学書院，2004，p.161-162
3　神庭重信：現代社会とうつ病. 最新医学，66(5)：112-114，2011
4　American Psychiatric Association（滝沢龍 訳）：精神疾患・メンタルヘルスガイドブック DSM-5から生活指針まで. 医学書院，2016，p.62
5　前掲書1，p.814
6　前掲書1，p.303
7　Bear MF, Connors BW, Paradesp M（加藤宏司ら 監訳）：神経科学 脳の探求. 西村書店，2007，p.525-526
8　古賀農人，戸田裕之，木下学，吉野相英：うつ病の病態における神経炎症仮説と治療ターゲットとしての可能性. エンドトキシン・自然免疫研究. 22，p.30-34，2019.
9　功刀浩：精神疾患の脳科学講座. 金剛出版，2012，p.111
10　前掲書9，p.98-103
11　岩田正明：うつ病の炎症性神経障害仮説. 日本生物学的精神医学会誌，29(4)：163-167，2018
12　日本臨床内科医会：わかりやすい病気のはなしシリーズ10 気分障害 最近ちょっとブルーなあなたへ. p.3 https://www.japha.jp/doc/byoki/010.pdf
13　岡村仁：うつ病のメカニズム. バイオメカニズム学会誌，35(1)：3-8，2011
14　厚生労働省：自殺の背景としての精神疾患 https://www.mhlw.go.jp/bunya/kenkou/hoken-sidou/dl/h22_shiryou_05_08.pdf
15　前掲書2，p.167
16　春日武彦：援助者必携 はじめての精神科 第3版. 医学書院，2020，p.268
17　南裕子（監修），宇佐美しおり（編集）：精神科看護の理論と実践 卓越した看護実践を目指して. ヌーヴェルヒロカワ，2010，p.109
18　宇佐美しおり，野末聖香，杉山暢宏（編集）：日本うつ病学会 うつ病看護ガイドライン. 日本うつ病学会，2020，p.5 chrome-extension://efaidnbmnnnibpcajpcglclefindmkaj/https://www.secretariat.ne.jp/jsmd/iinkai/katsudou/data/guideline_kango.pdf
19　前掲書16，p.150-151

3

双極症

「激しい感情や行動」は症状。
コントロールの外にある

　「対人関係を傷つけ、職場や学校で問題になったり、自殺につながったりもする。制御がきかず、その激しい感情と行動に支配されていると感じる」[1]。これは米国精神医学会（APA）による双極症の解説です。「激しい感情に支配されている」という表現はとてもわかりやすく、双極症をうまく説明していると思います。

　「激しい感情と行動」は「症状」なのですが、これを、「躁うつ病のＡさんは感情コントロールができない」のように「**人**」と「**問題**」を**一緒に捉えてしまうと、患者さんとの関係を著しく損なう**ことになります。「感情のコントロール」が支援者にとって解決しなければならない問題点となり、興奮している患者さんに「落ち着いてください」「そういうふうに感情を制御できないことがあなたの課題です」などと、指導めいた言葉を使いがちになるからです。

　実際、私はそうした言葉を使ってしまったことがあります。それによって関係性は悪化し、事態はさらに深刻化しました。今思えば当然の結果です。この時私は、双極症がどのような疾患なのかわかっていませんでした。私がしたのはいたずらに相手の自尊心を傷つける行為でした。

　症状という意味では、統合失調症における幻聴と同じです。幻聴に支配されている人に、「落ち着いてください」「そういうふうに幻聴を制御できないことがあなたの課題です」と言うことがいかに無意味か、そして逆効果であるかは、想像すればわかりますよね。幻聴に苦しんでいるのは当の患者さんであるのと同じで、気分の高揚（あるいは抑うつ）という症状が治まらなくて一番困っているのは双極症を持つその人なのです。

　症状を「本人の問題」にすり替えてしまうと、支援者の中に「あの人は自制できない」という陰性感情が大きくなっていきます。大きく

なった陰性感情のまま患者さんの前に立つと、本来あるべき関係が損なわれてしまいます。

　支援者の意識ひとつで患者さんとの関係が損なわれてしまう。それはつまり、患者さんの回復の可能性がひとつ潰されることです。私たちに必要なのは、他の精神疾患と同様に、「**人**」と「**問題**」を**分ける**という作業です。

日常生活に現れる、躁、軽躁、抑うつエピソード

　DSM-5-TRは、双極症を持つ人の生活に見られる特徴を「エピソード」という形でまとめ、躁エピソード、軽躁エピソード、抑うつエピソードの3つに分けています[2]。**表1**に示すように、患者さんは日常生活においてさまざまな局面を表します。ひと言で言うなら、躁エピソードは「活動的」、軽躁エピソードは「期限付き」、抑うつエピソードは「悲観的」です。

表1　双極症の躁、軽躁、抑うつエピソードの特徴と具体例

1．躁エピソード
・「抑制解除」が特徴。
・多幸感、高揚感、易怒性が見られ、活動的で活力がある。
・普段と異なる活動力がほとんど毎日、1日中見られ、1週間持続している。

症状	具体例
自尊心の肥大、誇大	「私は他の人よりも優れている」「自分には才能がある」といった発言。
睡眠欲求の減少	「眠らなくても全然平気」「3時間の睡眠は長すぎる」といった発言。
普段より多弁	大声、早口、話の切れ目がわからない、など。
観念奔逸	観念（考え、思い付き）が次々に現れ、話が脇道に逸れやすい。「今日は寒いね。寒いと言えば同室の患者さんに冷たい人がいるの。地球温暖化は深刻な状況だよね。私は暖かい食べ物が好き」というように、結びつきが表面的でほとんど脈絡のない話が続く。
注意散漫	服装や雑音など些細な外的刺激で注意が他に転じてしまう。気が散りやすい。

（つづく）

051

（つづき）

| 目的指向性の活動の増加 | 1日で消化し切れない計画をたくさん立てる、など。 |
| 困った結果につながる可能性が高い活動 | 制御の利かない買いあさり、返済が不可能な借金、性的無分別、など。 |

2. 軽躁エピソード

- 躁病エピソードと似ているが、躁病エピソードとするには1週間の持続が必要だったのに対し、軽躁病エピソードとするのに必要なのは4日間。
- 躁病エピソードでは気分の変動による影響が他人にも及び、重要な対人関係を失いかけることがあるが、軽躁病エピソードでは重要な対人関係を失うまでに至ることはほとんどない。
- 活動が高まってきていても、まとまりはある。

3. 抑うつエピソード

- 「抑制」が特徴。
- 通常に比べ、社会的または職業的に機能が低下している状態。
- 普段と異なる活動の低下や抑うつ気分（悲しみ、空虚感、絶望感、興味・喜びの著しい減退）がほとんど毎日、1日中見られ、2週間持続している。

症状	具体例
食欲の急激な変化	食事療法をしていないにもかかわらず、1か月で体重の5%が減少または増加。
不眠または過眠	ほとんど毎日の入眠困難、中途覚醒、または日中まで続く睡眠。
精神運動焦燥、精神運動制止	落ち着きなく歩く、手を合わせて絶えずこすり合わせている、または発語や動きの明らかな低下。
疲労感、気力の減退	易疲労感、意欲の減退、できていた仕事の継続困難（疲労による無気力）。
無価値感、罪責感	過去の過ちへの後悔、必要以上に自分をとがめる、事実ではないことへの自責感、些細に感じられる失敗に対して過剰な後悔を口にする。
集中力の減退、決断困難	できていた仕事の継続困難（1つの仕事を集中して続けることができない）。
死についての反復思考、自殺念慮、自殺企図	死についてほのめかす、具体的な死の計画を漏らす、必要以上に感謝の言葉を述べる、すでに自傷痕がある。

以下を基に作成。
- American Psychiatric Association（髙橋三郎，大野裕 監訳）：DSM-5-TR 精神疾患の分類と診断の手引. 医学書院，2023，p.135-138
- American Psychiatric Association（滝沢龍 訳）：精神疾患・メンタルヘルスガイドブック DSM-5から生活指針まで. 医学書院，2016，p.47-49
- 武藤教志：他科に誇れる精神科看護の専門技術 メンタル ステータス イグザミネーション Vol.1. 精神看護出版，2017，p.292
- 中井久夫，山口直彦：看護のための精神医学 第2版. 医学書院，2004，p.154-157

躁とうつのパターンでⅠ型とⅡ型に分類

　春日は、躁とうつのエピソードの配分に着目して、躁エピソードと抑うつエピソードが「ほぼ同じ配分で交互に訪れるもの」を双極症Ⅰ型、「基本的に"うつ"が優位で、時折軽い躁状態が出没するもの」を双極症Ⅱ型と説明しています[3]。

　兼本はⅠ型について、「本人のやりたいことを妨げさえしなければ一緒にいて不快ではなくむしろ愉快であったりすることも少なくない」と述べています。そしてⅡ型については、「不機嫌で一触即発の様相を呈し、自分が気に入らない人や事柄を執拗に追求し責め立ててくるので、周囲の人（家族や同僚）は大きなストレス下に置かれる」と述べています[4]。春日もⅡ型について、「"衝動性や苛立ち"を突出させた形で症状が表現されがち」で、「生彩を欠いたまま長い間ふさぎこんでいたのに、急に怒りっぽくなったり激しい自傷行為に及んだり、クレーマーっぽくなったりセクハラ行為を唐突に行うなど。周囲は困惑しますし、本人も何が何だかわからない」と述べています[3]。

　同じ双極症でもかなり違っていますね。「Ⅰ型だから」「Ⅱ型だから」という安直な当てはめは危険ですが、それぞれの特徴を覚えておくと、Ⅰ型、Ⅱ型、それぞれの変動の中での現在地がわかり、患者さんと共に備えることも可能になります。

　双極症の当事者で、現在ピアサポーターとして地域生活支援センターで働いている諏訪（旧姓：武田）和美さんという方がいます。自分の双極症の病態を雑誌でわかりやすく解説したりもしている彼女は、「今の落ち込み具合ならぼちぼち上がるな」というように、躁とうつの波の予想を立てることができると教えてくれました。寒さがやわらいできているからぼちぼち春かな、と季節の移り変わりを予測するような感覚に近いのだそうです。

「後悔」と「高揚」の繰り返し

　「激しい感情とそれに伴う行動」によりもたらされるさまざまなエピソードは、生活を激的に変えてしまいます。DSM-5はそれを「気分、活力、生活機能に顕著な変化を引き起こす」[1]と表現しています。つまり「気分や活力、感情が極端で強烈な変化を起こした結果、生活に支障が出ている状態」です。

　症状が重症化してくるに従って周囲を怖がり外に出たがらないことが多い統合失調症に対して、双極症では行動が大胆になる印象が強いです。中井は「統合失調症のキーワードが"先案じ"としての"不安"であるとすれば、躁うつ病のキーワードは"後悔"である」[5]と説明しています。

　私の臨床経験でも、躁状態真っ只中にある方は生きにくさをあまり口にしませんし、一見楽しそうに見える方が多かったです。しかし躁状態から脱すると、「どうしてあんなバカなことしていたんだろう」と後悔するケースもまた多いように思います。彼らは決まって自分を責めています。そして責め続けるうちに抑うつが強くなっていきます。

　興味深いのは、この抑うつ期間が明けると、少し間をおいて躁に移行する特徴があることです。それを見ている私たちは「なぜ過去の経験から学習しないのだろう」と思いがちです。「そんなに苦しいなら繰り返さないように気をつければいいのに」とも言いたくなります。しかしこの繰り返しに疲れているのは誰よりもご本人なのです。

　臨床でこの気分の波を一緒に感じると、興味深いことに気づきます。躁転し始めると患者さんは決まって、「調子が良くなってきた」「今の自分が本当の自分」「このままキープできればいいと思っている」と話します。だいたいこうおっしゃる場合はすでに上り調子に入っています。患者さんはやや豪快で言葉が大げさになり、集団精神療法などの際はスポットが当たらないと不機嫌になる方もいます。そしてジェットコースターが上り切らなければ降りてこないのと同様

に、躁転の場合も、上がり切らなければ降りてこないようなのです。

　一転、抑うつの時期になると電池切れのように「恥ずかしい」「消えてしまいたい」という猛烈な後悔に苛まれます。後悔ばかりし続けているとその後悔から脱することが難しくなりそうですが、双極症の人は、少し前までものすごく落ち込んでいたのに、ある時一転して躁に向かいます。その姿を見ていると、まるで躁という症状が、後悔の沼から脱するための安全装置であるかのように見えてくることがあります。

躁によって起こったことに対しては、抑うつを用いて後悔する。その後悔によって落ちすぎてしまった感情を、今度は躁によって立て直そうとする。そんなふうにさえ映ります。この間を取ることができればいいのに、と思ってしまうのはきっと私だけではないでしょう。しかしこうした繰り返しを見ていると、その不器用さが愛おしく感じられてきます。

許容の基準をどこに置くか

　臨床では、「躁の時の行動はどこまでが許容され、どこからが許容されないのか」という線引きについて、しばしばご本人と共に頭をかかえる事態になることがあります。

　声の大きさひとつとっても、例えば通常ご本人が普通だと感じて発する声のボリュームが"5"であったとして、躁になった時は同じボリュームでも"3"に感じてしまう。だからご本人は"5"に上げようとして大声を張り上げる。というように、ご本人の状態によって"普通"が変わってしまうため、どこを基準にしていいのかわからなくなってしまいます。「この前はこのくらいの大きさでいいって言っていたでしょ！」「私にとってはこれが普通なの！」と患者さんが大声で不満を訴えている光景をよく目にします。これは感覚に対して基準を設けることがそもそも難しいことに加え、制約に対して反応してい

るためです。

　どのように線引きするかということについて私がいつも基準にしているのは、精神看護が対象としているのは「"いのち"であり"生活"である」[6]ということです。私は**①とりあえず生活を継続できそうか、②命の危機が取り払えそうか、**の2点が確保できているならば良しとする、という心構えでいます。

病因は？ モノアミン仮説　Column

　　双極症の病因は特定されていません。ただ、気分と神経伝達物質には密接なつながりがあるということはご存じの通りです。それを裏付ける報告も多数存在します。

　　例えば結核治療のために導入されたイプロニアジドを用いたところ、顕著な気分の高揚をきたすことが報告されました。この薬はカテコールアミン（ノルアドレナリン、ドーパミン）とセロトニンを分解する酵素であるモノアミンオキシターゼ（MOA）の作用を阻害します。

　　この臨床上の知見から、気分というのは、ノルアドレナリンあるいはセロトニン、またはその両者と密接な関係にあるという仮説が立てられました[7]。しかしその生理作用は依然として不明な点が多く、仮説の域を出ていません。

気分安定薬は気分を凪にする

　双極症の治療においては、薬物療法が重要な位置を占めており、ことに気分安定薬は重要です。

　気分安定薬はその名の通り、気分を安定させる作用を持っています。とはいえこれは、「すぐに落ち着く」といったことを示しません。例えるなら、**大波がだんだんと凪になっていく**ようなイメージです。

　気分安定薬は躁エピソードを解決すると思われがちですが、抑うつエピソードの頻度も減っていきます。名の通り、「気分の安定」を持続させる作用があるからです。

　気分安定薬には

○リーマス（炭酸リチウム）

○デパケン（バルプロ酸ナトリウム）

○テグレトール（カルバマゼピン）

○ジプレキサ（オランザピン）

が使われることが多いです。

双極症ではリーマスが処方されることが多い一方で、この薬は効果のある血中濃度の領域が狭く、重篤な副作用であるリチウム中毒を引き起こすこともあるため、処方が敬遠されることもあります。デパケン、テグレトール、リーマスは、急な服薬中断が再発のリスクを高めることが知られているので、継続して飲み続ける必要があります。

なお、デパケン、テグレトールは抗てんかん薬、ジプレキサは抗精神病薬としても用いられる薬です。

高血圧症が内服薬と食事療法や運動療法を組み合わせるように、双極症も気分安定薬と他の療法（例えば認知行動療法など）と組み合わせるのが効果的です。

先ほど登場していただいたピアサポーターの諏訪和美さんに、気分安定薬の飲み心地について聞いてみました。「飲んでも全然変わらないじゃん」というのが率直な感想だそうです。飲んでも急に落ち着くということはなく、楽しい気持ちと死にたい気持ちを行ったり来たりすることもあったそうです。ところが3か月ほど経った時、「そういえば、以前ほどお金が減ってないな」「そういえば物が増える頻度が減ったかも」と、後から薬効を実感するのだそうです。諏訪さんに限らず、他の人も似たような体験や感想を持つようです。

落ち着いていると思って一緒に外出したが

　入院中のヤナギモトさん（仮名／60代前半女性）は、双極症の患者さんでした。ハキハキと自分の意見を述べることができ、人と話すことが好きといった印象を受ける方でした。

　優秀なお姉さんがいることが自慢で、時折お姉さんが卒業した進学校の話もされていました。出来のいいお姉さんに続くようにと親御さんの期待を受けていましたが、結局ひとつ下のランクの高校に進学したことで「ひどく親を失望させた」と漏らしていたこともありました。

　躁転すると乱費が抑えられなくなり、他の患者さんの部屋に入っては「お金貸して」とお願いをするのが常です。行動を制止しようとする看護師に、「人の行動を止められるくらいあなたが優秀なら、与謝野晶子の一節を言ってごらんなさい」と言い、答えられないと「そんな常識も知らないの。じゃあ、あなたの言うことなんか聞きません」と返していました。

　スタッフの陰性感情は高まり、「他の患者さんに迷惑行為をかけているのだから隔離の必要がある」という声も上がっていました。実際に隔離の指示が出ることもありました。隔離が開始されるとさらに要求が強くなり、看護師の足が遠のくこともしばしばでした。

　少し状況が落ち着いてきていることを確認し、私は主治医に、「隔離によって興奮しやすい状況もあると思うので、気晴らしに一緒に外に出てみたらどうかと思うのですが」と言ってみました。主治医は「まだ早い気もするけど……」と渋っていましたが、私が付いていくということでなんとか時間を決めて隔離を解除する指示をもらいました。春から夏にかけての時期だったので、ちょうど暖かくなっていて散歩には最適でした。

　「やっぱり中村さんね」というヤナギモトさんの言葉に私もつい乗せられて、病院から少し離れた住宅街を歩いていた時のことです。庭

先にきれいなチューリップが咲いているお宅の前を通りました。「きれいですね」と声をかけようとしたその瞬間、彼女はすでにその花を摘んでいたのです。

　驚きと期待を裏切られた怒りで、私は思わず「何をしているんですか！」と強めの口調で制止しました。ヤナギモトさんには「あなたには芸術がわからないの？　結局あなたも他の人と同じね」と返されてしまいました。

　もう散歩どころではありません。5分ともたずに散歩は終了となりました。

　この時のヤナギモトさんはまだ刺激に対して十分対応できる状況ではなかったのでした。だから「きれい→欲しい→芸術を理解する私には摘む価値がある」という思いを抑えることも、他人の物を盗ったらいけないと理性で判断することも難しかったのです。結局一時開放はまたしばらく先、ということになりました。

　この経験で、病期を誤って見立てると、最終的に傷つくのは患者さんなのだということを私は学び、反省しました。

経験談

躁状態でも耳を傾けてくれた

　このヤナギモトさんは、躁状態になるとコミュニケーションを取るのが困難になる場面が多くなります。議論に発展すると興奮がおさまらず、看護師への攻撃も止まらなくなります。やや腫れ物に触るような対応が続いていました。

　ところでヤナギモトさんは愛煙家でした。躁の時期に入るとすぐにタバコが切れてしまいます。病棟の患者さんにタバコを無心することが繰り返されていました。主治医をはじめ看護師も病棟の患者さんですら、「ヤナギモトさんは自分を制御できない」と捉えていました。

　タバコを持たずに喫煙所に長くいることもしばしばで、そんな彼女

と一緒に喫煙所にいると必ずタバコを求められるので、ヤナギモトさんの姿を喫煙所で見かけると患者さんは誰も喫煙所に入ろうとしませんでした。禁煙推奨ムードが高まっている近年、彼女の存在は他の患者さんの禁煙を促す上でありがたいという見方もできますが、フラストレーションがたまった複数の患者さんから、「タバコが吸えないから早くあいつを出して」という苦情が相次ぎました。

　ヤナギモトさんはタバコを持つとすぐに吸い切ってしまうので、やむなくタバコをナースステーションで預かるという形をとると、押し問答が始まります。「私がイライラしているのはタバコがないからだ」「そっちが勝手に私からタバコを取り上げるから余計イライラしているんだ」「まだあるんだから少し余計にくれてもいいでしょ。このわからず屋！」と。月末のお金がなくなる時期、これはもはや恒例行事でした。

　たまたま押し問答のやり取りの際、その場にいた私は「『幸福な王子』の王子がこのやりとりを見たらなんて言うでしょうね。オスカー・ワイルドの作品ですが、知っていますよね？」と思わず言ってしまいました。文系であった彼女は「『幸福な王子』？　オスカー・ワイルド？　何よそれ？」と、やや興奮気味ながら、興味を示したようでした。「ここで立ち話も疲れるでしょうから」と、私たちはデイルームに移動しました。

　「欲しい、欲しい」と四六時中訴え、人から物をもらっても何をされても感謝がない彼女を見て、私はふとその対極にあるものとして『幸福な王子』が浮かんだのでした。彼女が興味を示していたので、私はその場で『幸福な王子』のあらすじをお話ししました。

　金銀宝石で豪華に装飾されていた銅像の王子がいました。冬が近づいていたある日のこと。王子は足元にとまったツバメに頼みます。「貧しい人に私の身体の宝石を届けてやってくれないか」。本当はツバメは早く暖かいエジプトに行かなければなりません。ツバメは寒い所では生きられないのです。でもツバメは王子の言った通り宝石を運ん

であげました。目の宝石も貧しい人に分け与え、両目がなくなってしまった王子。でも王子は満足げに言いました。「いいんだ。これであの子たちが幸せになるなら」。それを聞いたツバメは、エジプトには行かず、王子の目の代わりになることを決めました。王子はツバメに頼みます。「私の身に付いている金箔をはがして貧しい人に届けてくれないか」。そうして王子の装飾がすっかりなくなった頃、冬が来てツバメは凍えて動けなくなりました。「王子さま、良いことをして僕は幸せでした」。そう言ってツバメは最後の力を振り絞り王子に口づけをし、静かに息絶えました。ぱりん。その時王子の心臓も、悲しさに耐え切れずに壊れました……。

この話をしていた時です。ヤナギモトさんの両目からはポロポロと涙がこぼれていました。そして「この世の中で最も美しいものを2つ持ってきなさい」と神様から命じられた天使が、割れた王子の心臓と冷たくなったツバメの亡骸を天上に運ぶシーンでは、「もう何もいらないわ」とうなだれたのでした。その日、彼女がタバコのことで大声を出すことはありませんでした。

さて、私はもちろん、このヤナギモトさんとの話を通して「双極症の患者さんには『幸福な王子』のあらすじを話すのが効果的」と言いたいのではありません。お伝えしたいのは、議論や押し問答ではないコミュニケーションを図る余地が、躁状態の時でもあり得るということとです。

もちろん「躁状態の人との長い議論は、相手の刺激になるため避ける」のは原則ですが、特に相手の興味や関心がある話題を用いるならば、躁状態であっても耳を傾けてくれることがある、という体験でした。

支援のコツと根拠 —— 身の安全を確保しつつ低刺激で

　双極症の患者さんは「感情がコントロールできない」というよりも、「刺激に反応しやすい」と言えます。そう考えると、善意から「間違いを諭そう」としても、患者さんにとっては興奮させられる刺激でしかありません。双極症の患者さんには「当人および周囲の人の身の安全を確保しつつ、低刺激で」が原則になります。

　支援者が対応に困難を感じる「躁病」時の支援のコツと根拠として、私が重要だと感じるものをまとめます[8]。

❶ 安全な環境を整えましょう。

　どんな場合も患者さんおよび他者の身体的安全が優先されます。

❷ できるだけ周囲からの刺激を減らしましょう。

　刺激に対処する能力が低下しているため、不穏や興奮が増す兆しがあれば、刺激を取り去ったり、個室など静かな環境を用意して対処するようにします。

❸ 適切な薬物療法を実施しましょう。

　適切な薬物療法は患者さんの自己コントロールに有効です。けれども決してスタッフの都合や患者さんの行動をコントロールする目的で用いるべきではありません。

❹ 一貫性を保ちましょう。

　患者さんは一貫性と構造（枠組み）があることによって安心を得ることができます。一貫性がないことや曖昧な約束は混乱を招きます。

❺ 日課などの予定については簡潔かつ率直に説明しましょう。

　患者さんはさまざまな考えが目まぐるしく浮かんでは消えている状態で、長い説明を理解し処理することが難しいです。簡潔に伝えることで混乱が最小になるよう心がけます。

❻ 議論は避けましょう。

　議論は刺激となり、不穏や興奮の原因になります。また対立構造を生み、猜疑心を引き起こすので避けるようにします。

❼ 不安、怒り、恐れなどの感情を、言葉で表現できる環境を整えましょう。

　言葉による感情の表現が、不安や怒りなどを和らげます。回復の目安は、感情を言葉や表情で表現できるようになることです。

❽ 適宜肯定的なフィードバックをしましょう。

　肯定的なフィードバックは患者さんの成長を促し、自尊感情を高めます。肯定的な面を支持することが基本であり、望ましくない行動ばかりに関心を払うべきではありません。

❾ 毅然と、それでいて穏やかでリラックスした様子で接しましょう。

　看護師の態度と接し方次第で、患者さんの関心、期待を向けてもらうことができ、また、看護師自身をモデルにして制限・コントロールが利くこともあります。

❿ 実行できないような約束はしないようにします。

　約束を守ることができなければ、患者さんは不信感を抱き、治療的関係が損なわれます。

⓫ 奇妙な外見や行動、性的なアクティングアウトに対してできる関心を示さないようにします。

　好ましくない行動に対して反応すると、かえってその行動を強化してしまいます。自死や法に触れることでない限りは関心を向けないほうが、その行動の頻度を減らすことができます。

躁とうつとのつき合い方を当事者に聞く

　最後に、先ほどの双極症の当事者でピアサポーターでもある諏訪和美さんにもう一度ご登場いただきます。本稿を書かせていただくにあたり「躁状態とうつ状態それぞれに対して、当事者はどのようにつき合ったらいいのかということを教えてほしい」という私のお願いに快く答えてくれました。

　諏訪さんは躁状態を「ハピ子ちゃん」と呼んでいます。躁状態は「ハピ子ちゃんが来た」という状態なのだそうです。諏訪さんに言わ

せると、ハピ子ちゃんとは「二人三脚で進むしかない」とのことでした。諏訪さんの主治医もその点には理解が深く、「うつの時みたいに"死にたい死にたい"と言うわけじゃないからつき合って大丈夫」と言ってくれるのだそうです。もちろんリーマスの服薬を続けた上で、とのことでした。

　ハピ子ちゃんは誘い上手だそうで、例えば「服買おう」「友だちに電話しよう」「手あたりしだい連絡しよう」「深夜に起きていよう」などと言ってきます。ついつい乗せられてしまうこともあったとのこと。ハピ子ちゃんからの最も困るお誘いは、「川に飛び込んでみようよ」だそうです。この「飛び込んでみよう」には続きがあって、「飛び込んだら楽だよ」と誘われるとのことでした。

　「躁状態での自殺」を意外に感じる方もいらっしゃる方もいるかもしれませんが、その**既遂率は意外に高い**のです。米国精神医学会によると、自殺によるすべて死亡のうち、双極Ⅰ型障害が約25％[11]を占めています。もちろん抑うつ時も自殺のリスクは高いです。

　諏訪さんは、うつ状態では「死ぬ」という意識ですが、躁状態では「舞う」という意識に近いと教えてくれました。ハピ子ちゃんが描く天国のイメージは現実世界よりはるかに幸せな想定なので、幸せな気持ちで死の世界を覗きたくなるのだそうです。

　このハピ子ちゃんは疲れやすいという特徴があります。その後を引き継ぐのが「ドン助」(「ドン底」からとった名前) です。ドン助はもちろんうつ状態を指します。とても力強く持久力があるのだそうです。

　私はその話を聞いて思わず、「うつのくせして力強いってなんか面白いですね」と言ってしまいました。ドン助は力強く期間も長いのですが、このドン助がうっかり気を抜いたその隙に、ハピ子ちゃんがフワフワ〜と現れる。そんな時諏訪さんは、「ハピ子ちゃんがいる時は自分がとても楽しいので、看護師さんに支援をしてもらう必要は全然ない」という気分になっているのだそうです。ここでもし支援者が「躁状態ですね。行動に気をつけるべきです」などと言ったものなら、

すぐに怒りや不信の導火線に火がつくことでしょう。

　諏訪さんの話で印象的だったのが、「ハピ子ちゃんとドン助は今の私を形成してくれると思っている」という言葉でした。「確かに困る時もあるけれど、この2人がいて自分」なのだそうです。諏訪さんは「躁状態＝ハピ子ちゃん」「うつ状態＝ドン助」と名前を付けることで、それまでよりも自分をよく知ることができるようになったと教えてくれました。

　それを聞いて、私たち支援者に求められるのは、「躁やうつを取り去ることでも、コントロールすることでもない」ことがよくわかりました。私は本当に必要なのは、**躁状態、うつ状態は、その人をどのように助けようとして現れてきたものなのか**という視点を持つことだと思います。その視点で見てみると、「それも患者さんにとって大切な一部」だという実感が得られるようになります★。

　そして非常に激しい状態を呈していても、それは必ず落ち着く時がくる、波があると信じることも重要です。仮に躁転していて自分が攻撃されてどっと疲れてしまったとしても、「この状況は必ず変わる」と希望的な予測を持つことです。時間が必要な場合も多いですが、後から後悔の言葉と共に、「本当に恥ずかしいことをしました。ごめんなさい」といった謝罪の言葉が出てくることもあります。

　刺激に反応しやすいということは、傷つきやすいということです。相手の苦痛を軽減することが私たちケアをする者にとっての原則ですから、第一にすべきことは**「傷つきやすい状態の人がそれ以上傷つかなくて済む方法」**を一緒に考えることなのです。

★北海道べてるの家で当事者たちと30年以上つき合ってきたソーシャルワーカーの向谷地生良氏は、著者との個人的会話の中で、「躁状態の時の行動のベースに"空虚感"があり、それを埋めるために過活動になっているように見える」と指摘していました。だから「双極症の人たちには"居ること""在ること"に価値があるという、実存的吟味が必要なのではないか」と。これは示唆に富む指摘だなと思います。

引用・参考文献

1 American Psychiatric Association（滝沢龍 訳）：精神疾患・メンタルヘルスガイドブック DSM-5から生活指針まで．医学書院，2016，p.46
2 American Psychiatric Association（髙橋三郎，大野裕 監訳）：DSM-5-TR 精神疾患の分類と診断の手引．医学書院，2023，p.135-138
3 春日武彦：はじめての精神科 第3版．医学書院，2020，p.167
4 兼本浩祐：精神科医はそのときどう考えるか．医学書院，2018，p.72
5 中井久夫，山口直彦：看護のための精神医学 第2版．医学書院，2004，p.154-157
6 前掲書5，p.7
7 Bear MF, Connors BW, Paradesp M（加藤宏司ら 監訳）：神経科学 脳の探求．西村書店，2007，p.525-526
8 Schultz JM, Videbeck LS（田崎博一，阿保順子，佐久間えりか 監訳）：看護診断に基づく精神看護ケアプラン 第2版．医学書院，2007，p.231-238
9 武藤教志：他科に誇れる精神科看護の専門技術 メンタル ステータス イグザミネーション Vol.1.精神看護出版，2017
10 加藤敏ら（編）：縮刷版 現代精神医学事典．弘文堂，2016
11 乾吉佑，氏原寛，亀口憲治ら（編）：心理療法ハンドブック．創元社，2005

4

依存症

依存先はさまざまでも、
回復のプロセスには共通項がある

　依存症とは、「身体的・精神的・社会的に、自分の不利益、不都合となっているにもかかわらず、それを反復し続け、自己コントロールを失った状態」です。

　雑賀は、ICD-11に照らし合わせながら、人が嗜癖（アディクション）の対象とする事項を**表1**のように示しています[1]。それは物質だけでなく、行為や人間関係などにも及びます。

　依存症治療の世界で、「物質(身体)依存」か「精神依存」かという分け方はもはや意味をなさないというのが常識です。物質(身体)依存の中核にはコントロール喪失という精神依存があり、2つを切り分けることはできないからです。

　私が所属していた病院は依存症治療に力を入れており、さまざまな依存症プログラムが実施されていました。特徴的なのは、アディクションの種類を限定せず参加可能なプログラムがあったことです。ア

表1　嗜癖（アディクション）の種類

物質嗜癖	過程嗜癖・行為嗜癖	（人間関係嗜癖）*
麻薬性薬物	ギャンブル	共依存
覚せい剤	買い物	ドメスティック・バイオレンス
向精神薬	セックス	恋愛　など
処方薬	携帯端末の利用	
市販薬	インターネット／ゲーム	
ドラッグ	ダイエット	
アルコール	仕事	
タバコ	窃盗	
チョコレートなど	暴力／暴言	
の糖類　など	習慣性自傷行為	
	摂食障害　など	

松本俊彦（編）：アディクションの地平線 越境し交錯するケア. 金剛出版，2022，p.34-35を基に作成。

＊ICDでは明確な診断基準の対象として「人間関係嗜癖」は取り上げていませんが、本稿では、人間関係への嗜癖も生活習慣として重要と考え、掲載しています。

ルコール、覚せい剤、市販薬、ギャンブル、摂食障害、自傷行為……患者さんがかかえるアディクションの種類は実にバラエティに富んでいました。

　ある時私は、依存症プログラムに参加している人たちを見ていて、細かい部分は異なっても、共通する点があることに気づきました。例えば、参加する患者さんの多くは、真面目で傷つきやすい一面を持っており、どうしようもない寂しさや誰にも言えない悩みをかかえ、何度も傷ついていました。そんな中、「強くなければいけない」と、自分を奮い立たせるための手段・道具として何らかの物質や行為を使い、それに頼ることで生き延びてきた、という人が多かったのです。

　もう1つの共通点は、**回復のプロセスを歩んだ人たちは退院してからも何らかのグループに所属し、その中で他者とのつながりを持っていた**ということです。

自立とは、社会の中に依存先を増やすこと

　「依存症とは、安心して人に依存できない病気」[2]「"自立"とは、社会の中に"依存"先を増やすこと」[3]。

　これら、依存症の分野に深く関わる人たちが発信した言葉を読んだ時、私は衝撃を感じました。「だからこれまで医療の現場では、患者さんの回復にきちんと立ち会えなかったのだ」と合点がいったからです。

　よく考えてみれば、誰もが（私も）何かに少しずつ依存して生きています。社会の中に安心できる依存先（それは、健康に害が少ないものであるほうが望ましいですが）を数多く持っている人がより健康的だと言えます。

　しかし臨床現場では、患者さんが依存の糸を断ち切ること、すなわち「何にも頼らない状態になることこそが回復」だと誤解している医療者が未だに多いようにも見えます。「人に頼っていてはいつまで

たっても回復しないよ」といった無用なアドバイスがスタッフから患者さんに投げられてしまうのはそのためです。悪意なく言ったことにせよ、こうした発言の1つ1つが患者さんを追い詰め、回復から遠ざける結果になり得ることを私たちは知る必要があります。

痛みをかかえた"ヒト"の支援である

　表2は、アディクションの対象に対して、それがコントロールできる状態なのか、それともコントロールできない状態なのかを判別するための具体例です。コントロールできない状態にあることを、その物質に対して「使用障害がある」と表現することもあります。

　そして皆さんご承知のことと思いますが、依存症は、アディクションの対象となるもの（物質や過程や行為）を遠ざけさえすれば回復するわけではありません。遠ざけるだけで解決するのであれば、管理や取り締まりを強化し、閉鎖病棟で依存物質を断ってクリーンな状態にして退院すれば解決、終わり、となるわけですが、現実には、いくら取り締まりが強化されても違法薬物を使用する人は後を絶ちません。

　松本は、「重要なのは、モノの規制や排除ではなく、痛みをかかえた"ヒト"の支援[4]であると理解すること」だと述べています。

表2　「使用障害がある」かどうかを判別するためのエピソード例と特徴

1. 制御困難感がある。	
【エピソード例】 繁忙期で忙しい長距離トラック運転手が同僚に「寝なくても運転できる」と覚せい剤を勧められた。当初は「仕事が立て込んでいる時だけ」のつもりであったが、繰り返すうちに使わないとイライラや不安が持続するようになり、平時でも購入するようになった。	【特徴】 ○制限困難。制限しようと努力するが失敗する。 ○持続的な渇望、強い欲求、衝動がある。 ○大量、長期間にわたって使用する。 ○その物質を得るために多大な時間と労力をかける。

（つづく）

2．社会的問題が生じている。

【エピソード例】
もともと内気な性格であったが、飲み会の席で酒を飲むと普段言い返せない上司に言い返せたので、上司と会議や打ち合わせがある日の朝は飲むようになった。徐々に会議がない日の朝も飲むようになった。同僚から「酒臭い」と指摘を受け一度は止めたものの、会議の日にまた再開するようになり、上司の知るところになる。再三注意されるがやめることができない。

【特徴】
○その物質・行為をするために、職場、学校、家庭等で役割を果たせない。
○社会的問題、対人的問題が持続的、反復的に発生していてもその物質の使用をやめない。
○趣味・娯楽等に時間とエネルギーを割くことができない。

3．リスクのある使い方をする。

【エピソード例】
のたうち回るような腹痛で救急車を呼び受診を繰り返す。医師からアルコール性膵炎と診断を受けるも、痛みが消失するとすぐに退院を希望し、飲酒、再入院を繰り返す。主治医から注意を受けると「自宅が居酒屋の上にあるアパートだから仕方がない」と話す。

【特徴】
○身体的に危険な状況になってもその物質の使用を繰り返す。
○自分でも、身体的または精神的問題が起きて、悪化していると知っているが、その物質の使用を続ける。

4．耐性がついている。

【エピソード例】
職場で叱責されて以来緊張が続き、汗が止まらなくなったため心療内科を受診。ベンゾジアゼピン系の抗不安薬が処方され、緊張が軽減されたので毎日仕事が始まる前に服用していたが、1日1錠では効かなくなった。ついには常時50錠を持ち歩いていないと不安になり、複数のクリニックを受診し、処方してもらうようになった。

【特徴】
○中毒またはハイな状態に達するために、より多くの量が必要になっている。
○同じ量を使用しても、効果が弱くなっている。

5．離脱症状がある。

【エピソード例】
眠気を抑えて冴えた状態にするため、仕事中1日6杯程度コーヒーを飲むことが習慣になっていたが、仕事がない土曜の昼間も飲まないと、頭痛、倦怠感、イライラが続くようになった。コーヒーを飲んだら頭痛が軽減したのを機に、仕事のない土日でもコーヒーが手放せなくなった。

【特徴】
○物質の使用をやめた時、または減量した時に離脱症状が起こる。
○離脱症状を回避または軽減するためにさらに物質を摂取する。

American Psychiatric Association（髙橋三郎、大野裕 監訳）：DSM-5-TR 精神疾患の診断・統計マニュアル．医学書院，2013，p.535-536 を基に作成。

4

依存症

アディクションと報酬系神経回路　Column

　嗜癖（アディクション）と脳神経回路の関係を示す実験があります。

　1950年代初期、カリフォルニア工科大学のJames OldsとPeter Milner
が、ラットの脳で電極を使った実験を行いました。その装置は、ラットがレ
バーを押すと脳の部位に微弱な電流が流れ、刺激します。埋め込まれた部位
の中で最も効果的に作用していたのが中脳腹側被蓋野でした。

　アルコールは中脳腹側被蓋野や側坐核、A10神経細胞と関与していること
がわかっています。他にも関与する器官として前頭前野、海馬、扁桃体など
があります。これら快楽に関与していると考えられる器官をつなぐ神経回路
のことを、報酬系と呼んでいます[5-8]。

　報酬系はニコチン、コカイン、覚せい剤、さらにはむちゃ食いやリスト
カットのような行為に及んだ際にも働いていることが示唆されています。そ
うした行為は、「今」という時を一時的になくすこと、忘れることに効果的で
す（あくまで一時的に、ですが）。

　偶然にレバーを押したラットは、快楽が得られることを学習し繰り返しレ
バーを押すようになりました。水を飲むのも食べるのも忘れてレバーを押し
続け、衰弱するまでやめなかったのです。中には死ぬまで押し続けるラット
もいました。

　こう見ると、報酬系があるから物質の使用や行動がやめられないようにも
見えます。では報酬系がなかったらいいのでしょうか。しかし、報酬系は快
楽以外にも、意欲、学習、コミュニケーションなどとも関与[9]しており、例え
ば大勢の知らない群集の中で知り合いとつながった時の安心感や、100点を
取れた時の達成感にも関与しています。私たちが看護師になるために国家試
験に向けて取り組めたのも、この報酬系が関与しています。報酬系は私たち
が生きていく上ではなくてはならないものなのです。

　とはいえ、ラットが死ぬまでレバーを押し続けたように、依存症患者さん
も適切な介入がなされなければ命を落としかねません。どうすればよいので
しょう。

　依存症からの回復を示唆する有名な実験に「ラットパーク実験」[10-12]があり
ます。これは経口モルヒネを与えた時、単独で飼育されているラットはより
摂取しようとするのに対し、複数のラットと社会生活を送ることが可能な環
境下のラットは摂取を嫌うことが明らかになった、という実験です。

　ここに支援のヒントがありそうです。

自助グループでの不思議な感覚
── なぜ正直に語れるのか

　私にとって幸いだったのは、学生時代に自助グループとのつながりを持つことができたことでした。精神看護学の先生がAA（Alcoholics Anonymous）とつながりを作ってくれたのがきっかけでした。AAにはセミナーが開催されるたびに参加していたので、「おー、中村君。今日も来たの？　診断受けてる俺たちよりも真面目に通ってんじゃない？」とメンバーから冗談を言われるまでになっていました。

　ただ、正直に言うと、私はAAが持つ独特の雰囲気に、当初強い違和感を持っていました。まず、自分の倍はあるかという年齢の大人たちが、「ミルク」「ダスト」「長官」とよくわからないアノニマスネーム（会の中でのみ使われるニックネーム）で呼び合っているのに面食らいました。

　さらにグループの中で語られる酒害体験は生々しく凄惨なものばかりで、人生経験が少なかった私はそれに圧倒されました。例えば「酒臭さを隠して仕事に出るため仁丹が手放せなかった。もちろんすぐにばれてクビになった」といった、いかに飲み続けていたかという話があったかと思えば、「父親がアル中で絶対に自分はならないと思っていたのに、気づいたらなっていた。自分が許せなくて何度も線路に飛び込もうとした。しらふでは飛び込めないから飲んで飛び込もうとするんだけど、足元がおぼつかなくて結局飛び込めないままだった」といった、自死にまつわる話が語られます。あるいは「お酒が抜けて数年後、今の自分をわかってもらおうと娘に電話かけたら、"お母さんと私の首を電話の線で絞めたくせに、今さらなんで連絡してくるの"と切られた」といった家族にまつわる話もあります。あるいは「嘔吐物の匂いが漂う部屋の中で涙を流しながら、それでもやめられずひたすら飲んでいた。泣きながら吐きながら飲んでいた」といった、やめたくてもやめられなかったリアルな体験が語られます。

私が触れたこともない、「小説の話でしょ？」と疑ってしまうような話が目の前でポンポン出てくるのです。さらに、普通なら絶対に話せないようなことを、彼らは時にユーモアを交えて話すのです。私は完全に圧倒されていました。

　しかし、いくら安心な場所だからと言ってもそうそう自分のつらかった体験を笑って話せるものだろうか……少なくとも私にはできない……そう思い、ある時私は聞きました。「自分のつらかった話をどうしてあんなに笑いながら話せるんですか？」と。

　するとメンバーの1人が「笑うしかないじゃない」と微笑みながら返してくれました。その時はよくその意味がわからなかったのですが、今ならわかります。「笑って振り返ることができるようになっている」という事実が「回復の証」であるということです。**自分の恥を、必死に隠そうとして依存症になったのです。その彼らが、今はその恥を安心して正直にさらけ出せるようになった。それが回復なのです。回復と安心はセットなのです。**

「言いっぱなし聞きっぱなし」が生む場の安心感

　私が通い続けたのは、不思議にも、自助グループを自分の居場所と感じることができたからです。そこには誰かを阻害するような雰囲気がなかったのです。語られた体験に対して誰も批判しませんし、助言や励ましもありません。私のような学生も拒まず、相当デリケートであるはずの話題にも入れてくれました。その雰囲気が私になんとも言えない安心感を与えてくれました。断酒会、ダルクミーティングなど、そのグループごとに特性はありますが、私がお邪魔した自助グループには必ず不思議な安心感がありました。

　特に、「言いっぱなし聞きっぱなし」[13-15]というルールがあることが、場の安心感を確保してくれているのでしょう。これは各々が語る体験に対して、一切応答しないというルールです。何を言っても批判

されない、誰も私を傷つけない、だからこそ傷ついた体験を吐露できる、そういう場なのだと、実際に参加してみて私は感じます。

アルコールプログラムで起こった拍手。 大勢の前で正直になれた

　ヨネヤさん（仮名）は真面目を絵に描いたような50代後半の女性で、アルコール依存症で入院していました。「真面目な人がなぜ？」と感じてしまうかもしれませんが、依存症と診断が付く方には真面目な方が多いです。そして真面目な方ほど回復を急ぎます。

　ヨネヤさんも例外ではなく、明るい口調で「もう大丈夫だと思います。しっかり断酒します」と言い、入院中から一度も欠かさずに院内の依存症プログラムに参加され、グループ内では中心にいる姿が印象的でした。そして比較的短い期間で外出泊を繰り返し、退院していきました。退院後も院内の依存症プログラムには欠かさずに参加し、地域の断酒会にも参加していました。

　そんな彼女が退院して2か月が経った頃のことです。いつもはニコニコして廊下で挨拶してくれるのに、その日は伏し目がちでした。何かあったとあからさまにわかる様子でしたが、彼女は何も語りませんでした。プログラム中も全く話そうとせず、メンバーの話を聞いているだけでした。プログラムが終盤になり、感想を1人ひと言ずつ話して終わる、という場面でそれは起きました。

　ヨネヤさんの番となり、「今日はパスで」と言うのかなと予想していたら、彼女はとても申し訳なさそうに、そして誰とも目を合わせることなく、「実は昨日飲んじゃったんです……」と聞き取れないようなか細い声でポソリと言いました。その瞬間、誰からともなく拍手が起こりました。私も拍手しました。彼女はその場でしばらく泣きました。参加メンバーは皆その様子を見守りました。少し落ち着いてか

ら、ヨネヤさんは「前から話していた通り、夫のお母さんと同居を始めたんですけど……。気がついたら酎ハイの缶を開けちゃっていたんです」と続けました。

　それからほどなくして、ヨネヤさんは自ら希望して入院しました。今回は2か月間。退院前にご家族と調整してから退院となりました。

　その後、私はすぐに職場が変わったため、彼女と会わずに2年ほどが経ちました。私がたまたま前職場の病院に顔を出した時、偶然ヨネヤさんと廊下で再会しました。ヨネヤさんは「あ、主任！」と遠くからわかる声で話しかけてくれました。時間があったので、院内の喫茶店で一緒にコーヒーを飲みつつ近況を報告し合いました。

　その中でヨネヤさんが目を潤ませながら教えてくれました。「私、スリップしてものすごく落ち込んで、もうダメだと思って入院した時に、主任が"ヨネヤさんは大丈夫だから"と言ってくれたひと言が忘れられなくて、ずっと支えにしてきたんです」。

　「依存症の回復のカギは正直であること」という依存症専門医の言葉を信条としていた私は、あの日、再飲酒したことを正直に話せたヨネヤさんを、「この人は大丈夫」と確信していました。だからこそそう言ったのですが、彼女はその言葉を支えにしてくれていました。とても光栄でありがたい反面、私たちが臨床で口にする言葉は、添え木になることもあれば、使い方を誤って相手を打ちのめす木刀にもなり得るのだと再確認する思いでした。

　そしてなんといっても、彼女が再飲酒したことを正直に話そうと思える場、グループの力があったことが大きいです。誰にも言えずにいたら、きっと彼女は飲酒した自分を責め、それをまぎらわすために再飲酒し、というループに入っていたかもしれません。**自分の恥を正直に話し、拍手がもらえる場、仲間から見捨てられない場。そういうつながりの場があることの重要性**を改めて思います。

トリガー(引き金)の話で大爆笑

　その日、私は病棟で依存症プログラムの司会をしていました。テーマは「トリガーについて知ろう」でした。

　再飲酒や再摂取リスクを高めるトリガー（きっかけ）のことを"HALT"[16] と呼びます。これはH：Hunger（空腹の時）、A：Ange（怒りを感じた時）、L：Loneliness（孤独を感じた時、独りの時）、T：Tired（疲れた時）がトリガーになりやすい状況だというものです。

　メンバーからは、笑いながら、「確かにそれもあるんだけどさ、俺たちは勝てば祝勝、負ければやけ酒って感じで、結局飲むんだよね」「そうそう、理由はなんでもいいんだよね」といった声が上がりました。

　私：ということはHALT以外でもいろんな理由があるんですね。

Aさん：なんでもいいんだよ。例えば「ちょっと時間あるなぁ」とか「昼間の嫌なこと思い出したなぁ」とか。

Bさん：怒るってほどじゃなくてもさ、イライラとかね、モヤモヤとかね。

ヨネヤさん：私は姑との同居が決まってスリップしました。

　と、みんなが自分のトリガーを話し、もうこれ以上出ないかなという時、私はふと疑問に思って聞きました。

　私：じゃあ今はどうしてスリップせずにいられるのでしょうね？

Aさん：だって（病棟には覚せい剤が）、ないもん。

会場：（笑）

私：ということは今目の前にあれば。

Aさん：そりゃあ使うね。

会場がどっと笑いに包まれました。私も面白くなってさらに続けました

私：今はどうやってしのいでいるんですか？
Ａさん：タバコが一番だね。
私：100点満点にして、タバコでどれくらいのストレスが軽減できるんですか？
Ａさん：60〜70点かね。
私：案外高いんですね。
Ａさん：まあ、割とね。
私：ちなみになんですけど、覚せい剤だと何点なんですか？
Ａさん：1万点だね。
私：それはやめられませんね。
Ａさん：あんないいもの、誰が作ってくれたんだろうって、使っていた時は本当に感謝したもんね。

　参加者は皆、腹をかかえて笑っていました。この時のＡさんは本当に嬉しそうな笑顔でした。
　ここまで読んだ読者の中には、「支援者がそんなことを言ったら、使った時を思い出させて依存を強化させるのでは？」と心配になった方もいるかもしれません。しかしこの3か月後、Ａさんは無事にグループホームに退院し、自助グループにも通うようになりました。
　依存症と診断が付いた方当人にとって、その物質が自分にとって害であることぐらい百も承知です。それでもやめられない疾病だからこそ治療が必要なのです。アディクション治療にとって**回復のカギは、つながりを取り戻すこと**に他なりません。そこに指導や助言は必要ないのです。
　中井らは「ひと言中毒」[17]という言葉でこの指導や助言の危険性を教えてくれています。「支援者が余計なひと言を抑えられなければ、

本人がその一杯をやめられるわけがない」と。ナイチンゲールも「おせっかいな励ましは患者にとっては災いである」と述べています[18]。この「ひと言」を言ってしまうことこそが、私たち医療者のアディクションであると覚えておく必要があります。

『星の王子さま』に見る依存症者の心理　Column

中井は、『星の王子さま』[19]を題材に依存症者の心理を紹介しています[20]。

ある時星の王子さまは、酒がいっぱい入ったビンと空ビンとをずらりと並べてだまりこくっている呑み助と出会い、こんな会話をします。

「きみ、そこで、何をしているの？」「酒を飲んでるよ」

「なぜ酒なんか飲むの？」「忘れたいからさ」

「忘れたいって何をさ？」「恥ずかしいのを忘れるんだよ」

「恥ずかしいって、何が？」「酒を飲むのが、恥ずかしいんだよ」

呑み助がだまりこくってしまったので、王子さまは当惑してその場を去ります。そして王子さまは思います。"大人って、とってもおかしいんだなあ"。

依存症を持つ人のこうした心理は押さえておきたいところです。中井はこれを引いて、「重要なことは、患者に"恥をかかせないこと"である」[20]と続けています。

目の前の人を、「欲望を抑えられないダメな人」と捉えてしまうと、それは相手に伝わります。ダメだと一番感じているのは依存症を持つ人自身です。その人に、「飲まないように」という指導から始めるのは、全く有効でないばかりか、患者さんに恥をかかせます。患者さんは恥に敏感です。そうした姿勢で臨むと、結果として「その恥を忘れるために飲もう」と、飲酒を選択する機会を1つ増やしてしまいます。

否認と恥

アディクションは「否認の病」と呼ばれています。ご本人にしてみれば、自分が依存症でコントロール不能な状態になっていると認めるなど、到底できないことです。それは単に「認めてしまったらもう酒が飲めないから」といった表面上の話ではありません。認めてしまうと社会から逸脱者として扱われてしまうから、という理由のほうが強

いのではないかと、これまでお会いしてきた患者さんを見て率直に感じます。それだけ恥をかくこと、弱みを見せることを恐れてきたのです。当事者たちにとって、依存物質・行為は社会上の体面を保つための道具であって、気がついたらそれしかない状態になっていたのですから、手放せるはずがないのです。

　自助グループに見られるように、回復する方の多くは何らかのつながりを取り戻し、握りしめてきたその道具を手放しても生きられる、という安心感を得た人たちでした。

　冒頭で紹介した「自立とは、社会の中に"依存"先を増やすこと」という言葉は、アディクションの回復にとって何が必須なのかを如実に表しています。私たち医療者は、この安心とつながりを取り戻すお手伝いをするために存在しています。そのためには、私たち自身のあり方として、**相手の言葉に批判を差し挟まず、肯定的なフィードバックを心がけること、私たち自身が安心してつながれる存在であること、そして細くても切れないつながりを持ち続けること**です。

　なお、ここでは驚くような回復をされてきた方の事例ばかりを紹介させていただきましたが、もちろんそういう人ばかりではありません。部屋で一升瓶を抱いたまま亡くなって発見された方や、ワンカップを握り締めたまま救急搬送された方、前日まで看護師に対する暴言が強かったのにその日の夜に大量の吐血で亡くなった方……と挙げればキリがないほど死亡事例にも遭遇します。回復が叶わなかった方の最期はほぼ例外なく「独り」であったと振り返ります。

目指すべき支援のコツと根拠

　最後に、私たちが目指すべき支援のコツと、その根拠をまとめます[21, 22]。

❶ **薬物やアルコール常用のパターンについて、批判を差し挟まない態度で話し合いましょう。**

物質の使用パターンについては懲罰的にならないよう配慮して質問します。懲罰的になると正確な情報が得られないだけでなく、再使用のリスクを高めます。また批判を回避するための嘘が増えます。

❷ **正直な報告**（「飲んでしまいました」など）**には肯定的なフィードバックで返しましょう。**

正直であることが回復を促進することに気づいてもらいましょう。正直であることで肯定的なフィードバックを受けると気づけば、さらに正直な報告が増えます。私たち支援者はそうした時、「言いにくいことを教えていただきありがとうございました」とフィードバックできるよう、普段から心がける必要があります。

❸ **ストレスや困難な状況**（HALT）**に対処する"代わりの方法"を見つけられるよう、共に検討しましょう。**

患者さんはこれまでアルコールや薬物、あるいはそれに類似する行動（窃盗、摂食異常、リストカット、など）以外の方法で、生活上のストレスを処理できたと実感することがなかったのかもしれない、という視点が必要です。

❹ **患者さんが受け入れられる方法で、自分の感情を認識し、表現できるよう援助しましょう。**

患者さんの中には自分の感情を認識することが苦手な人が一定数います。そうした患者さんにとって、看護師は「共鳴板」のようなものです。看護師からの肯定的なフィードバックは患者さんの感情表現の継続を促進します。

❺ **問題の直面化、肯定的なフィードバック、感情の共有などを目的に、患者さんには同じ疾患グループへの参加を勧めましょう。**

同じ疾患からなるグループへの参加が、物質乱用や各種依存治療の基本です。同病者は一般的に仲間に対して正直で、支持的です。複数人であれば、問題の直面化も、単独で行うよりもスムーズです。共通の体験がフィードバックを確かなものにします。

❻ 「**今、ここ」の状況に注意を向けることができるよう支援しましょう。**

「今、ここ」で何ができるかを考える時間は、患者さんにとって治療的です。

　当然ながら、すでに起こってしまったことを変えることはできません。過去の行動や責任に囚われている患者さんがいた場合は、「それ以上過去について考え込んだり罪責感を感じることは、有用でもなければ、健康的でもありません。今、ここに集中して、今何ができるかを考えましょう」と伝えましょう。

❼ 「なぜ薬物を使うのか」といった、答えようもない質問は避けましょう。

　理由についての質問は不毛であることが多いです。本文にもあったように、理由は何でもあり得たからです。理由を追究することはフラストレーションにもなります。

❽ 実行可能な期間を限って依存物質（行動）をやめようと努力することを援助しましょう。

　期間が短いほど患者さんはうまく対処できます。「永久的に」対処するというのは抽象的であり、非常に困難です。「どのようにしてこれから一生飲まずに過ごせるだろうか」というふうに考えると、患者さんは圧倒されてしまいますが、「"今日1日"だけ飲まないためには」といったように達成可能な目標を設定するほうが現実的です。

❾ 適宜、他の問題のための治療を受けることを検討しましょう。

　依存症は、心的外傷後の障害、虐待的関係などと関連していることが多いためです。

引用・参考文献
1　松本俊彦（編）：アディクションの地平線　越境し交錯するケア．金剛出版，2022，p.34-35
2　熊谷晋一郎：「自立」とは，社会の中に「依存」先を増やすこと　逆説から生まれた「当事者研究」が導くダイバーシティーの未来（https://www.ibm.com/blogs/think/jp-ja/mugendai-8758-interview-tojisha-kenkyu/）（2018.8.2）
3　松本俊彦：第37回日本社会精神医学会　特別講演「人はなぜ依存症になるのか　依存症と環境・社会」レポート後半（https://medicalnote.jp/contents/180515-002-UF）（2018.5.15）
4　前掲書1，p.16
5　前掲書1，p.11

6 田辺等：ギャンブル依存症. 生活人新書，2002，p.958

7 加藤敏ら（編）：縮刷版 現代精神医学事典. 弘文堂，2016，p.1028

8 Bear MF, Connors BW, Paradesp M（加藤宏司ら 監訳）：神経科学 脳の探求. 西村書店，2007，p.406

9 医学情報科学研究所（編）：病気が見える vol.7 脳・神経. メディックメディア，2011，p.21

10 前掲書1，p.iv

11 Suzanne GH, Harry SR: Rat Park; How a rat paradise changed the narrative of addiction. (https://psycnet.apa.org/record/2019-19427-011)(2022).

12 Bruce KA et al.: Effect of Early and Later Colony Housing on Oral Ingestion of Morphine in Rats. (https://www.brucekalexander.com/pdf/Rat%20Park%201981%20PB&B.pdf)(1980).

13 野口裕二：物語としてのケア ナラティブアプローチの世界へ. 医学書院，2002，p.167

14 熊谷晋一郎：ひとりで苦しまないための「痛みの哲学」. 青土社，2013，p.36

15 野口裕二：ナラティブと共同性 自助グループ・当事者研究・オープンダイアローグ. 青土社，2018，p.184

16 松本俊彦，今村扶美，小林桜児：薬物・アルコール依存症からの回復支援ワークブック. 金剛出版，2011，p.78-79

17 中井久夫，山口直彦：看護のための精神医学. 医学書院，2004，p.272

18 Nightingale F（薄井担子，小玉香津子ら 訳）：看護覚え書 第7版. 現代社，2011，p.165

19 サン・テグジュペリ（内藤濯 訳）：星の王子様 新版. 岩波少年文庫，2000，p.74-75

20 前掲書17，p.267

21 Schultz JM, Videbeck LS（田崎博一，阿保順子，佐久間えりか 監訳）：看護診断に基づく精神看護ケアプラン 第2版. 医学書院，2007，p.167

22 前掲書21，p.459

5

パーソナリティ症

私も試行錯誤してきました

　「入院入ります。パーソナリティです」と聞くと、「あっ」とスタッフが身構える。……そういうことってありませんか。「リストカット」「依存的」「攻撃的」「巻き込まれやすい」「操作的」といった言葉を連想する人もいるかもしれません。

　私は以前、「そう思うことが偏見だ」と考え、積極的に関係を持つことを心がけていた時期がありました。その結果挫折を味わい、激しく消耗していました。もちろんどんな疾患名を持つ方との関わりでも挫折や消耗は経験しますが、パーソナリティ症の方との関係における消耗が一番激しかったように思います。

　こう聞くと「巻き込まれないように距離を置いたほうがいい」と思うでしょうか。実際私も同僚からそう言われたことが何度もありました。中には「患者さんに1回1回感情移入していたら仕事にならないよ」という助言もありました。そのたびに、「じゃあ巻き込まれないちょうどよい距離はどのあたりですか？」と聞くのですが、納得のいく答えはありませんでした。巻き込まれないように距離を取ろうとすればするほど、看護を実践している感覚がありませんでした。近づけば消耗が大きい、といって離れれば看護ができない。その板挟みを何度も経験しました。

　そんな時、トラベルビーの「同感する時、人は巻き込まれているが、それによって無能力にはなっていない」[1]という言葉に出合いました。それまで臨床で受けた指導とは真逆のものでした。トラベルビーは「情緒的関与」[2]を、看護におけるラポールを築くための重要な過程の1つとして挙げています。この言葉に出合い、私は救われた気持ちになりました。

　しかしこれを聞いて「トラベルビーはそう言っているかもしれないが、現に巻き込まれて大変だったことがたくさんある」と思う人もいるでしょう。

これに対しトラベルビーは、「同一化過剰」[2]という言葉を教えてくれています。同感は大事だが、「自分と相手が同一である」かのように感じる時は、同感しすぎている状態なのだといいます。自分と相手はどこまいっても同一ではないし同一にはなれない。支援する者にはそういうわきまえが必要だと言うのです。

これらの言葉に触れ、私は「何事もやってみなければ何が適切かはわからない」と考えるようになりました。水泳の時、「水が怖いから」といって水に浸からなければいつまでも泳げませんし、「自転車は転ぶと怪我をするから」といってサドルに腰を掛けなければ乗れるようになりません。看護もまた、やってみて体得するものなのです。

とはいえ、何の予備知識もないまま飛び込むのはやはり無謀です。水泳や自転車にしても、そこには安全を確保しつつ教えてくれた人がいたはずです。そこで本稿は、パーソナリティ症の特徴を知り、あるべき関わりを模索するために書いていきたいと思います。

パーソナリティの語源は「ペルソナ(仮面)」

そもそもパーソナリティとは何を指すのでしょうか。

パーソナリティを『現代精神医学事典』では、「人の行動に現れる持続的なパターンの個人差と、そういった個人差を生み出す遺伝的・生理学的・精神医学的・心理学的なシステム全体」[3]と説明しています。米国精神医学会によるDSM-5では、パーソナリティを「人の振る舞い方、考え方、ものの見方、他の人との関係の作り方」[4]と定義しています。

パーソナリティ症は長らく人格障害という名称で呼ばれていたため、「人格」という単語から「その人そのもの」と捉えられがちでしたが、先述の定義は、パーソナリティとはあくまでもその人が持つ「特性」であって、「その人そのもの」ではないことを示しています。「その人そのもの」と誤解すると、パーソナリティ症と診断された方

との関係をこじらせます。ここで必要になるのは「パーソナリティとは何なのか」という理解です。

パーソナリティの語源は「ペルソナ」[5]です。ペルソナはもともとギリシャ劇に使われた仮面のことです。心理学者であるユングは「個人が社会と接する時に取る役割や態度」[6,7]をペルソナと呼びました。いうなれば「外の世界と自己の内面をつなぐ時に用いる顔」「外向きの仮面」です。

このように語源的に考えると、パーソナリティ症とは「**人が社会とつながるために用いる機能**」が障害されている疾患と捉えることができます。

機能障害に対する支援の原則を適用する

「人が社会とつながるために用いる機能」が障害されているのであれば、どういった支援が期待されるでしょうか。

ここで同じく機能障害の例として、脳性麻痺や脊椎損傷を考えてみましょう。「あなたの歩き方はおかしい。矯正しなさい」「足が動かないはずはない」といった言葉を投げかけるでしょうか。上記のような言葉は機能障害の特性を理解せずに投げかけられた言葉であり、暴力と変わりません。障害特性を理解していれば、その人の障害の程度に応じた補助を検討するはずです。そしてどの程度どのように補助を受けるかを本人が決めることも重要です。

パーソナリティ症についても同じことが言えます。「人が社会とつながるために用いる機能」に何らかの障害が生じているのなら、まず機能している部分に着目し、支援や補完の必要性が生じているのならばその方法を吟味し、最終的に最適なものを患者さん自身が決定するところまでを支援するのです。

「この考え方はどこかで聞いたことがある」という読者の方もいらっしゃるのではないでしょうか。そうです、オレム＆アンダーウッ

ドのセルフケア理論です。セルフケア理論はご本人の自己決定と、能力駆使を促す理論です[8,9]。自分のことは自分で決断し、行動を変化させる[10]こと。我々はそれを支援するのだという考え方は、パーソナリティ症においても例外なく適用されます。

レッテル貼りの罠にご用心

　ここで質問があります。皆さんの職場で「あの人パーソナリティだから」という言葉を使う時、それは「操作的」「依存的」「攻撃的」といった意味とセットになっていないでしょうか。これがいわゆるレッテル貼りです。レッテル貼りは「当該の人を望ましくない特性と結びつける」[11]作業です。

　トラベルビーはレッテル貼りについて、「非人間として相手を見る行為」であり、レッテルを貼られた人は非人間化のフラストレーションに直面して、一般的に怒りの情緒反応を示す[12]と述べています。「あの人パーソナリティだから」とささやかれる職場では、患者さんとの関係性に行き詰まることが多い印象があります。他者へのレッテル貼りは、あるべきケアから離れていくだけです。

　ベッカーらが提唱するラベリング論によると、「レッテルを貼られ、他者から逸脱者と処遇されることによって逸脱が生み出される」[12-14]といいます。**レッテルを貼られることによって、その患者さんがレッテル通りの特徴をさらに強めてしまうのです。**「パーソナリティ」と話題にすればするほどその問題が強化されることになるのであれば、このレッテル貼りの文化を職場からなくしていくところから、あるべきケアが開始されると言えそうです。

本人の前でできない話はしない

　今日多くの方に知られるようになったオープンダイアローグ★ですが、そのガイドライン[15]には、発祥の地ケロプダス病院において、1984年8月27日に「クライアントのことについて、スタッフだけで話すのをやめる」という取り決めがなされたことが書かれています。ここからすべてが変わり、治療困難と言われていた患者さんの薬剤投与量が減ったり必要なくなったりという変化が起こったといいます。この経験にのっとって考えるならば、先述した「あの人パーソナリティだから」とスタッフだけで話すことが、いかに患者さんを回復から遠ざけるかがわかります。

　「そうは言ってもケアの方向性をスタッフ同士で話し合う時間はどうしても必要」という声もあるでしょう。しかしそういう時でも私は、「患者さん本人の前でできない話はしない」の原則は生きるはず、と考えています。以前オープンダイアローグの研修を受講した際に出たコメントで印象的だったのが、「患者さんのことをスタッフだけで話す時はだいたいろくな話にならない」です。思わず声を上げて笑ってしまいました。私にも身に覚えがあったので、その日から戒めることにしました。支援者は患者さんの目の前でできない話はすべきではない、と心がけることを強くお勧めいたします。

★オープンダイアローグとは、フィンランドの西ラップランド地方に位置するケロプダス病院のファミリー・セラピストを中心に実践されてきた治療的介入の手法です。患者さんやその家族から依頼を受けた医療スタッフが治療チームを招集して患者さんの自宅を訪問し、対話を継続する、というシンプルな方法を基本とします。「本人のことは本人のいない所では決めない」「答えのない不確かな状況に耐える」の2つは、対話実践全体に関わる要素として挙げられています。詳しくは文献16、17を参照ください。

脳科学で見るパーソナリティ症

　中井らは「アメリカの統計に、境界例の9割がかつての被虐待児であるというのがある」[18]と報告しています。ワックスマンらは、パーソナリティ症を持つことと幼少期に虐待を受けていることに強い相関があった[19]と大規模調査の結果を報告しています。私の臨床経験でも、パーソナリティ症と診断を受けた患者さんの多くが幼少期に経験した凄惨な過去を語っていました。

　友田[20-22]は小児期のマルトリートメント（不適切な養育）経験が脳に及ぼす影響として、「体罰による前頭前野の萎縮」「暴言虐待による聴覚野の肥大」「性的虐待、虐待の暴露による視覚野の萎縮」「腹側線条体の変性による報酬の感受性機能の低下」が被虐待児の脳に見られたと報告しています。虐待によってもたらされた脳の機能変性は、**表1**に示すようにさまざまな影響をもたらします[20-23, 25-26]。

表1　大脳皮質の主な機能と、その萎縮や変性による影響

部位	機能	萎縮や変性による影響
前頭葉	○判断、思考、計画、企画、創造、注意、抑制、コミュニケーションなど高次脳機能。 ○感情や思考をコントロールする。	○高次脳機能障害（注意障害、脱抑制、易怒性、判断力の低下、他者への興味の喪失など）。
後頭葉 （視覚野）	○視覚情報から形や色、動きや奥行きなどの情報を抽出する。 ○情動的な視覚刺激に対するストレス反応を制御する。	○不安や心的外傷後ストレス障害（PTSD）症状と関連する。 ○不安、慢性疼痛の誘発や悪化を招く可能性。
側頭葉 （聴覚野）	○耳からの聴覚情報を受け取り音として感じる。 ○他人の言葉を理解し、コミュニケーションの鍵となる。 ○一次聴覚野で受け取った聴覚情報を過去の記憶と照合し、何であるかを解釈する。	○（肥大により）物音への反応が過敏になる。 ○（肥大により）不必要な刺激まで拾い、結果として脳代謝に負荷が生じる。 ○知能や理解力低下を引き起こす可能性がある。
線条体	○尾状核とレンズ核を合わせたもの。 ○報酬系に関与する。	○報酬に対する反応が鈍くなる。 ○モチベーションが上がらない。

DSM-5-TRは診断の手引として、パーソナリティ症をA、B、C群に分け、それぞれの特徴を記しています[23]。それを端的にまとめたものが**表2-1〜表2-3**です。これらを見ると、脳がダメージを受けたことで生じる影響と、パーソナリティ症の人が示す思考、感じ方、感情、行動などの特徴には、確かに共通性が見られます。

　パーソナリティ症で見られる症状の多くは、脳の機能変性により生じた障害である —— その理解に立つと、この一連の脳の変化は、患者さんが過酷な状況でもなんとか適応しようとしてきた証[20]であると了解することができます。患者さんが他者に対して不信感を抱くことも、衝動的な行動を繰り返してしまうことも、関係が切れそうになることを極端に怖がることも、その人が歩んできた歴史と脳の機能変性が色濃く影響している可能性が大きいのです。

　なお、**対人関係における反応は、本人の意に反して起こっている**ということを私たちは肝に銘じる必要があります。「自分でもどうしようもならない」「私もしたくてしているわけではない」と多くの患者さんが口にします。"その行動の背景には機能障害がある"と理解を改めるだけで、私たちの対応はずいぶん変わるのではないでしょうか。

　そして虐待を受けてきた患者さんにとって、人を信頼することは途方もなく難しい作業です。基本的信頼の不足や欠如がベースにあるからです。阿保はそうした患者さんに対しては「支持的受容から出発するしかないはずである」[27]と述べています。

　そもそも他者への信頼が築けないために起こっている機能不全なのであれば、他者との関係によってしか回復はないはずです。支持的受容から出発し、課題への直面化とのバランスを柔軟に取りながら進めていくことが大事であり、そこが専門性として求められていることです。

表 2-1　DSM-5-TR が示す A 群パーソナリティ症の特徴

キーワード　風変りな思考、感じ方、行動

猜疑性パーソナリティ症

○他人の動機を悪意ある者として解釈するといった広範な不信と疑い深さがある。
　　例）家族を含めた他者からの善意に対して裏があるのではないかと疑う。

シゾイドパーソナリティ症

○他者と親密な関係を持ちたいと思わず、社会的関係から離れている。
○感情表現の範囲が狭まっているが、1人でいる場合には仕事はとてもよくこなす。
　　例）ほとんどいつも孤立した行動を選択し、喜びを感じられるような活動が少ない。

統合失調型パーソナリティ症

○親密な関係では急に緊張し落ち着いていられなくなり、そうした関係を形成する能力の低下がある。
○認知的または知覚的歪曲と風変わりな行動がある。
　　例）社交的な場で緊張が高まり周囲に対し不信を抱きやすい。
　　例）自分にはテレパシー能力など超常的な力があると信じていることもある。

表 2-2　DSM-5-TR が示す B 群パーソナリティ症の特徴

キーワード　大袈裟、不安定、極端かつ頻繁な変化

反社会性パーソナリティ症

○他人の権利を無視し侵害する広範な様式があり、法律を破ることもある。
○一貫した責任の欠如と良心の呵責の欠如が 15 歳以降に起こる。
　　例）対人場面でのイライラ。衝動的な行動が繰り返される。

ボーダーラインパーソナリティ症

○極端で頻回な気分の変動、悪い自己イメージ、対人関係の問題がある。
○見捨てられることに対して敏感で、そうなるのをなりふりかまわず避けようとする。
○自殺行動、自傷行為を繰り返す。
　　例）対人関係において「大好き」と「大嫌い」を行き来する。

演技性パーソナリティ症

○頻回に極端な感情を示し人の注意を引こうとする。
○常に承認を求め自分が注目の的になっていないと楽しくない。
　　例）初対面の人に対して「親愛なる友人」と呼ぶ。

自己愛性パーソナリティ症

○自分が他の人たちより重要で才能があり、他者が自分を賛美するべきだと信じている。
○他者が必要としているものには無関心。
　　例）尊大で傲慢な行動や態度で人の手柄を認めようとしない。
　　例）自分の言葉が他人を傷つけてしまうことがあることに気がつかない。

表2-3 DSM-5-TRが示すC群パーソナリティ症の特徴

キーワード 不安、おびえ、恐怖、心配

回避性パーソナリティ症

○極端な恥ずかしがり屋で、拒絶に対して傷つきやすい。
○対人場面では間違ったことを言ってしまう、恥をかかされる、からかわれる、拒絶されることへの恐怖のために声を出して話すことを恐れることもある。
　　例）からかわれるのではないかという怖さから、集団の輪に入ることができない。

依存性パーソナリティ症

○面倒をみてもらいたいという持続的で過剰な欲求がある。
○従属的でしがみつく行動を取り、別離に対して恐怖を感じる。
　　例）他の人から助言がなければ、仕事に何色のシャツを着ていくかといった日常的な選択にも悩む。

強迫性パーソナリティ症

○秩序、完璧主義、精神および対人関係のコントロールに囚われており、しばしば柔軟性、開放性、効率性に欠ける。
○自分自身の過度な基準が満たされないという理由で仕事が遅れたり中止したりする。
　　例）厳しいマイルールにとらわれるあまり細部にこだわりすぎて、仕事の提出期限を過ぎても完成しない。

以下を基に作成。
・American Psychiatric Association（髙橋三郎, 大野裕 監訳）：DSM-5-TR 精神疾患の分類と診断の手引. 医学書院, 2023, p.718-757
・American Psychiatric Association（滝沢龍 訳）：精神疾患・メンタルヘルスガイドブック DSM-5から生活指針まで. 医学書院, 2016, p.264-265
・阿保順子, 粕田孝行（編著）：境界性人格障害患者の理解と看護. 精神看護出版, 2008, p.24-25

経験談

「パーソナリティ症の回復の過程は長期間」を実感

　ヤマトさん（仮名）は30代後半の女性で、パーソナリティ症の診断名が付いていました。夫も双極症を持っていましたが、中学生の娘さんとの3人でなんとか暮らしていました。相当なリストカットをしては救急外来に搬送され（ひどい時は30〜40針の縫合が必要なもの）、一夜明けて精神科病棟に入院ということを繰り返していました。

　入院してきたヤマトさんに、私は質問しました。「うまくいったリストカットってどんな時なのですか？」。ヤマトさんは、"そんな

ことを質問されるなんて”といった表情でいぶかしがりながらも、「切った後に爽快な気持ちになれる時」と答えてくれました。そこで「ぜひその方法を教えてください」と、私が病棟で開催していた当事者研究グループに誘いました。ヤマモトさんがこれまで縫合した針数はグループの中でも群を抜いており、「トップの営業成績だね」とメンバーに言われました。

　ある日、グループの中で「どこまでいくと満足できるのか」という話題になりました。グループメンバーのリストカットの経験者たちから、「その時はいいんだけど結局また切りたくなる」「OD（オーバードーズ）と併用するといい線いくんだけど、覚えていない時がある」「結局満足していない」という声が次々に上がりました。「どこまでいっても満足できないって、まるで過食症みたいですね」と私が一言茶々を入れた瞬間、「そうそうそう！」とグループが一気に活気づきました。ヤマモトさんが「私は大体ストレスや独りに耐え切れない時に（リストカットを）やる」「人に飢えてるんだよね」と漏らしました。

　そこから過食症とリストカットの類似点の話が続きました。

　「過食症はその時どんなにお腹が膨れても決して満足できないのに食べて、そのことに後悔する」「過食症が食べ物に対してそうであるように、私たちは愛情に対してそうなのかも」「そういうのをリスカはすっきりさせてくれる。一時しのぎなんだけどね」といった発言が続きました。

　阿保は、「境界性パーソナリティ障害の人々は“愛をむさぼる人”であり、気分と対人関係において最高と最低を往復するが、その根っこにあるのが愛情飢餓と、依存対象に見捨てられたくないという心理である」[27]と説明しています。過食症は「食べることを抑制できない感覚」が診断時の必須項目です。つまり、ほどほどでのセーブができません。パーソナリティ症に見られる愛情飢餓も、まさにこのほどほどでのセーブができない状態です。

　周りの人間が「ここまでやってあげたんだから満足するだろう」と

思っても、本人は満足できないのです。一時は満足してもすぐに空虚感が襲ってきます。「ほどほどでセーブできる感覚」が出てくるかどうかが、パーソナリティ症の回復における重要な基準です。

　ヤマモトさんにとって、常に非難され続けたリストカットについてはばかることなく発言できる当事者研究グループの場は、初めて得られた「安心できる居場所」だったそうです。

　原則、病棟で知り合った方との情報交換はしないでくださいとお願いしていましたが、ヤマモトさんはここで知り合った他の患者さんとLINE交換をしっかりしていたようです。

　私が携わったリストカットの当事者研究で得られた格言に、「リストカットがうまい人は人間関係を切るのもうまい」というものがあります。文字通り「手を切るのがうまい」わけです。

　私はヤマモトさんがいずれグループに顔を出さなくなる可能性を感じていましたが、本当に顔を出さなくなりました。理由は「"あんたが研究グループにいるならもう出ない"と言われたから」とのことでした。人一倍面倒見のいいヤマモトさんは、グループで知り合ったメンバー宅に遊びに行くようになっていました。つき合い当初はこれ以上ないというくらい楽しい時間を過ごせていたそうです。相手が自分の家に来てくれることもあったとのことでした。ところが3か月もしないうちに、相手の生活で気になるところについて助言のつもりで伝えたら、相手から「知り合って間もないのにずけずけと説教された」と言われたというのです。ヤマモトさんは「こっちは親切で言っているのに」と火がつき、そこからヒートアップしてしまったとのことでした。

　事の次第を外来で聴いた私は、沈痛な面持ちで受診を待つヤマモトさんに「いつでも待ってますよ」と声をかけました。その後もヤマモトさんとは、グループで会えなくても外来や訪問看護で会う機会を作るようにして、顔を合わせる関係が続けられるようにしていました。

　「そういえば最近ヤマモトさんが入院してこなくなったなぁ」と思

い始めていた2年後のある日のこと。外来で会ったヤマモトさんは満面の笑みで、「最近地域のサークル活動に参加するようになった」と報告してくれました。

阿保は「彼らを治療に導くものは治療関係の外にあり、医療者側の願いや意図とは関係なく、好転の契機は本人の実践的努力であったり、新たな生きがいの創出であったりなどさまざまである」[27]と述べています。「まさかあの人がこんなに回復するなんて」と狐につままれるようなことが、パーソナリティ症の患者さんには起きることがあるのです。

経験談

トラブルは回復の糧。
支援者が解決しては意味がない

パーソナリティ症の患者さんとの関わりでは、思わぬトラブルが起こったり支援の手から離れてしまうこともあり、そんな時は「自分の監督不行き届きでは」と落ち込む時もあります。事実私は何度もそのように落ち込んでいました。

ある日、患者さん同士のトラブルの仲裁に入った際に、「中村さんのこと信じてたのに敵になるんですね。こんな裏切られ方するとは思ってなかった」という言葉をもらって、私はしばらく落ち込んで浮かない顔になっていました。そんな私に、一緒に働いていた臨床心理士が何気なく一言、「中村君、ひょうひょうとしているようで、案外患者さんの責任までしょい込むんだね」と投げてくれました。この時「おっと危ない」と悩むのを止めることができました。

患者さんは対人トラブルを起こしつつ学んでいくのです。私が相手の分まで悩み、対処に回ってしまったら、その人の回復過程を奪ってしまいます。それに気づき、以降はトラブルが起きても「回復の糧」と捉え直すことができるようになりました。

先述のヤマモトさんがグループに顔を出さなくなってもつながり続けられたのは、「トラブルも回復の糧」と私の中で思えていたからでした。満面の笑みでサークルに通い続けられるようになったと報告してくれたヤマモトさんを前に、私は「2年前の決別事件を笑い話にできるまでになった」と内心ニヤニヤしていました。

　阿保が「振り回されたり巻き込まれたり、へとへとになることは避けて通れないこととして構えておくことが有用」[27] と言うように、確かにへとへとになることは避けられません。しかし、へとへとになることを避けようと患者さんと距離を置いてしまうと、事態はさらに複雑化します。なぜなら他の疾患に比べ「見捨てられ不安」が強い患者さんは「距離が離れる」ということに対して大きな反応を起こすからです。逆に「あなたと切れるつもりはない」と細くてもつながり続ける姿勢を長期に保つことで、回復に出会えることがあります。

相手の回復を信用する姿勢

　阿保は、パーソナリティ症に対する長期にわたる支援について、「とにかく死なないようサポートを続ける」「長い青年期が終わるのを待つことが大切である」[28] という村上と青木の主張を紹介しています。

　そのためには「本人の能力を確認して、やれることとやれないことを一緒に話し合っていくという方法がよい」[28] とも述べています。"ほどほど"がつかめていない患者さんにとっては、細くても切れない関係性を持つことや、「ここまではできるけれど、ここからはできない」という枠組みを明示することも有効です。治療的な介入というよりは患者さんの回復を信じた介入であることが、最終的にはお互いにとって苦痛が少ない距離の取り方であろうと私は考えています。まずはこの、**相手の回復を信用するという姿勢**が私たちに一番求められているものとなります。

目指すべき支援のコツと根拠

　私たちが目指すべき支援のコツと、その根拠をまとめます[24]。

❶ **自殺の既往があるか、自殺企図の考えがあるかどうかを、初期の段階で見逃さないようにしましょう。**

　身体的な安全が最優先事項です。自殺の既往がある場合、そのリスクは上昇します。自傷行為に焦点を当てすぎると自殺のリスクを見逃しやすくなるので注意します。

❷ **アクティングアウトに対しては、できる限り関心を示さないようにします。**

　好ましくない行動に対して反応することは本人にとっての報酬となり、かえってその行動を強化してしまいます。自死や法に触れることでない限り、関心を向けないことでその行動は減少していきます。

❸ **処置を実施する場合は業務的にではなく、愛おしそうに丁寧に行いましょう。**

　例えばリストカットの処置に関しては、業務的ではなく、そっと愛おしそうに傷を手でくるんでから、誇張ぎみなほど丁寧に処置をします。1回きりの大切なものとしてその手当てをすると、回数が減るようです。医療者が「これが最後になりますように」という願いを込めて行う処置と、「またやったの」と言いながら行う処置とでは、受け手の感覚がまるで違います。後者は孤独感がさらに強まり、自傷を繰り返す要因になります。

❹ **身体症状の訴えに対して、「嘘、大袈裟である」「患者は人を操作したり、関心を引こうとしているだけ」と思い込まないようにしましょう。**

　身体的問題を取り扱い、解消できて、初めて内面的な問題を取り扱えるようになります。例えば多量服薬による身体症状があるのであれば、その問題を先に解消する必要があります。ただし、身体症状だけを扱えば終わりということではもちろんありません。

❺ **自己同一性への疑問、不確かさ、恐れなど、自らの感情を表現できることを支援しましょう。**

批判を差し挟まない態度によって、患者さんは安心して心配事を話せるようになります。患者さんの多くは拒否される恐れを持っています。

❻ これまで本人が用いて成功した対処行動を含めて、自分の能力を認識できるように援助しましょう。

激しい感情のために、患者さんはこれまで、問題解決のための論理的プロセス（問題の認識、代替方法の検討、意思決定と実行、結果の評価）を経験していないことが多いので、これを共有します。患者さんの自己知覚は、絶望と無力に縁どられていることが多いです。患者さんが自分の能力を認めるには、他者からの保証といった援助が必要です。

❼ 投影同一視を知っておきましょう。

投影同一視とは、自己の一部を治療者や相手に投影することです。例えば、自身の攻撃性を他者に投影し、「あの人は私を嫌っているんだから、私だってあの人のことを無視していいよね」「あなたが私のことを嫌うから私だってこういう口調になるんだよ」という言動が見られることがあります。客観的に嫌われている根拠がほとんどないにもかかわらずこういったことが起こります。実は自分が相手に対して苦手意識を持っているのですが、そのことを直視できない際の防衛として投影同一視は生じます。

ですから患者さんから「あなたは私のことを嫌っているんでしょ」といった言葉を言われたら、「あ、投影同一視だ」と思って、それにつり込まれないよう心がけます。多くの場合その怒りは、火に油を注がなければ15分くらいしか続きません。

❽ 一定の枠組みを事前に設けておきます。

「大声を出して相手が恐怖を感じるような行動を取る場合は、話し合いができないので、その場での話し合いは終了とし、次回に持ち越すようにします」といった約束事を事前に取り交わし、患者さんが自分の行動に責任を持てるよう促します。約束事は可視化できるよう、文書にしておくとよいでしょう。

引用・参考文献

1 Tomey AM, Alligood MR編著（都留伸子 監訳）：看護理論家とその業績 第3版. 医学書院, 2004, p.430
2 Travelbee J（長谷川浩, 藤枝知子 訳）：トラベルビー人間対人間の看護. 医学書院, 1974, p.214-218
3 加藤敏ら（編）：縮刷版 現代精神医学事典. 弘文堂, 2016, p.508
4 American Psychiatric Association（滝沢龍 訳）：精神疾患・メンタルヘルスガイドブック DSM-5から生活指針まで. 医学書院, 2016, p.264-265
5 岩熊史朗：パーソナリティと同一性. 駿河台大学文化情報学部紀要, 14(2):1-15, 2007
6 前掲書3, p.949
7 広瀬隆（著）, 乾吉佑ら（編）：心理療法ハンドブック. 創元社, 2005, p.559
8 南裕子（監修）, 宇佐美しおり（編集）：精神科看護の理論と実践 卓越した看護実践をめざして. ヌーヴェルヒロカワ, 2010, p.21
9 宇佐美しおり, 鈴木啓子, Underwood P：オレムのセルフケアモデル 事例を用いた看護過程の展開 第2版. ヌーヴェルヒロカワ, 2003, p.21
10 前掲書7, p.79
11 大日義晴：ラベリングと社会的距離 児童養護施設退所者に対するまなざしを通して. 社会福祉, 56:9-24, 2015
12 前掲書2, 51-52.
13 宝月誠：ラベリング論の検討（一）逸脱と統制. 大阪府立大学紀要（人文・社会科学）, 21:61-78, 1973
14 檜垣昌也：〈ひきこもり〉の社会的側面に関する研究 逸脱現象として分析する視点から. 社会医学研究, 26(2):27-34, 2009
15 オープンダイアローグ・ネットワーク・ジャパン「対話実践のガイドライン」https://www.opendialogue.jp/
16 斎藤環：オープンダイアローグとは何か. 医学書院, 2015
17 斎藤環（解説）, 水谷緑（まんが）：まんが やってみたくなるオープンダイアローグ. 医学書院, 2021
18 中井久夫, 山口直彦：看護のための精神医学 第2版. 医学書院, 2004, p.211
19 Waxman R et al.: Childhood maltreatment and personality disorders in the USA: Specificity of effects and the impact of gender. Personal Ment Health, 8(1): 30-41, 2014
20 友田明美：特集 子供虐待とケア 被虐待者の脳科学研究. 児童青年精神医学とその接近領域, 57(5):719-729, 2016
21 友田明美：体罰や言葉での虐待が脳の発達与える影響. 心理学ワールド, 80:13-16, 2018
22 友田明美：不適切な生育環境に関する脳科学研究. 日本ペインクリニック学会誌, 27(1):1-7, 2020
23 American Psychiatric Association（髙橋三郎, 大野裕 監訳）：DSM-5 精神疾患の分類と診断の手引. 医学書院, 2014, p.302-311
24 Schultz JM, Videbeck LS（田﨑博一, 阿保順子, 佐久間えりか 監訳）：看護診断に基づく精神看護ケアプラン 第2版. 医学書院, 2007, p.336-374
25 医療情報科学研究所（編）：病気が見える vol.7 脳・神経. メディックメディア, 2011, p.20-27
26 Bear MF, Connors BW, Paradesp M（加藤宏司ら 監訳）：カラー版 神経科学 脳の探求.

西村書店，2007，p.588-589
27　阿保順子，粕田孝行（編著）：境界性人格障害患者の理解と看護．精神看護出版，2008，p.24-25
28　前掲書27，p.44

6

神経発達症群
（発達障害）

生きづらさを理解しようとすることの意義

　レビー小体型認知症の当事者である樋口は、「患者自身が読むことを想像すらしない専門家によって書かれた解説は、患者にとって凶器となります。希望も救いもない病気の解説が、そのまま患者自身の中で確定してしまうからです」[1]と述べています。自身がレビー小体型認知症と診断された際、それまでに読んでいた本やテレビなどで解説されている内容の通りの末路を自分がたどるのだ、と絶望した体験からこう考えるようになったそうです。

　樋口はさらに「脳の病気を持つ私たちは、私たちの内面で起こっていることを知らない人たちから一方的に付けられた症状名や解説に絶望し、翻弄され、居場所を奪われてきた」[1]とも述べています。

　本書を書きながら、「私も自分が書くものによって当事者に絶望を与えてしまうのではないか」という自動思考が押し寄せてきています。でも同時に、「神経発達症群の診断を受けた人、またその疑いがある人に特有の生きづらさがあるのが事実なら、その軽減のための情報を伝え、一緒に悩み、支援を考えるのが支援者の務めではないか」という思いも私にはあります。

　本書は、そうした生きづらさをかかえた方々の負担感が少しでも軽減される一助となることを願って書いています。脳神経分野の研究結果を基に解説する場面もありますが、脳の機能特性による当事者特有の苦労を理解することが、支援時の誤解や摩擦を小さくする可能性を求めて書いたもの、とご理解いただければありがたいです。

「スペクトラム」という考え方

　まずは定義から。
　厚生労働省は神経発達症群を「生まれつきみられる脳の働き方の違いにより、幼児のうちから行動面や情緒面に特徴がある状態」[2]と定

義しています。斎藤は「発達期に生じそれ以降も社会生活上に不適応をもたらす可能性があるものの総称と考えられる」[3]と定義しています。

「自閉スペクトラム症」[4]という診断名を聞いたことがありますよね。スペクトラムは「連続性」を意味します。空にかかる虹を見た時、「どこが赤でどこが黄色か」は言えますが、「赤と黄色の境目はどこか」と問われると答えるのは難しいです。これは色が連続して並んでいるからです。

米国精神医学会はDSM-5でスペクトラムという表現を使うことで、健常者との間に明確な線引きはなく、すべての人が一定程度は持つ性質をどの程度強く持つかという違いに過ぎないという、従来から暗黙裡に前提とされてきた観点を明文化[5,6]しました。「そんなことを言ったらどこまでが定型発達でどこからがそうでないのか」という疑問が浮かびますが、村上は「どんなに障害の重い発達障害の人の中にも、定型発達の特徴はたくさん含まれているし、全くの定型発達と思っている人の中にも多少の発達障害の特徴が含まれている」[6]と、その線引きが難しいことを述べています。

機能の違いが生じる脳の箇所によって、出現する行動面や情緒面の特徴が異なります。それが独創的で芸術作品に昇華されることもあります。見え方、感じ方、捉え方、そういった感覚の違いを共有できればその場は豊かになります。しかしその感覚が、社会生活を送る上で生きにくさに結びついた場合は神経発達症群と呼ばれます。

はっきり言えるのは、神経発達症群は「生活障害である」[7]ということです。神経発達症群の特性があるから支援を受けるのではなく、生活に障害を感じているから支援を受けるのです。支援に際しては、**実生活でどれだけ本人が生きづらさを感じているか**が重要な視点になります。

村上は「持って生まれた発達障害特性がいかに強くても、心理検査がどうであろうと、生活障害がなければ発達障害と診断してはいけな

いし、生活障害が減じれば発達障害は"良くなった"のである」[7]と述べています。つまり「神経発達症群の特性がある＝障害がある」ではないということです。支援が提供されるのは「実生活上で生きづらさを感じているから」であって、神経発達症群の診断名が付いているからではないということを、私たちは肝に銘じる必要があります。

ご本人に生きづらさを教えてもらう

　この診断を受けた人が感じる生きづらさとはどのようなものなのでしょうか。それを知る一番の方法は、当事者ご本人の言葉に耳を傾けることです。神経発達症群に限ったことではありませんが、支援に際しては、**生活の何に生きづらさを感じているかを相手から教えてもらい、一緒に楽になる生き方を探すという姿勢で臨む**ようにしましょう。ご本人が語る生きづらさには、その人が送りたい生活につながる希望が詰まっているからです。

　また、当事者ご本人はこれまでの人生で、自分が生きやすくなるための工夫を必ず行っていますので、それをきちんと尊重するようにしましょう。

　それと同時に、支援する側には発達障害の診断名ごとの特性を理解しておくことが必要です。当事者の言葉の裏付けが取れ、支援を考える際の道標を立てることができるからです。

　というわけで、ここから診断名ごとに特性を見ていきます[★1]。

★1　ただ、この時に注意が必要なのは、ご本人に起きている困り事をなんでもかんでも症状や脳機能障害に当てはめすぎないようにすることです。それをやってしまうと、相手との間に必ずズレが生じるからです。ズレを最小限にするには、主観的情報と客観的知識のバランス感覚を身につける必要があります。

自閉スペクトラム症（ASD：Autism Spectrum Disorder）

相手の表情から感情を理解するのが苦手？

　精神科医の十一は、"目つき"の写真を呈示し、心的状態の推測を課題にした研究を行っています。それによると「高機能AD/ASP群[★2]において側頭葉（AMG）[★3]の活性化は認められなかった」[8]とあります。

　「相手の動作を受け身的に見るだけで自分がその動作をしているのと同じ脳活動が生じる現象」[8]から発見された部位のことをミラーニューロンと呼びますが、このミラーニューロンシステム（MNS）においてもPDD（広汎性発達障害）群[★4]には活動の低下が見られた[8]と報告されています。

　この結果は、**相手の表情から感情を理解する機能が活性化していない**ことを意味します。相手が怒った表情で話しかけているのに無表情であったり、あるいは嬉々として話しかけているのにキョトンとしている場面に遭遇することがあります。自閉スペクトラム症（ASD）と注意欠如多動症（ADHD）を診断されている当事者である横道は、こういった機能の特性について「私は笑うのが不得意だ。ASD者は同調圧力に屈しにくいため、笑うのが望ましいと考えられる場面で笑わなかったり、笑うのが不謹慎な場面で笑ったりする」[9]と述べています。

　DSM-5では自閉スペクトラム症を、「さまざまな状況における社会的コミュニケーションおよび対人的相互反応における持続的な欠陥に

★2　AD：autistic disorder＝自閉症、ASP：Asperger's disorder＝アスペルガー症候群。AD／ASPは、現在の自閉スペクトラム症を指します。

★3　AMG：amygdala＝扁桃体。側頭葉にある扁桃体は情動処理と対人認知処理にかかわっています。活性が見られなかったという研究結果は、相手の表情から感情を読み取る機能が働いていないことを指します。

★4　PDD：Pervasive developmental disorder＝広汎性発達障害。

よって特徴づけられる」[10]と説明しています。「欠陥」という表現は言い過ぎです。前出の横道も「DSM-5は本当に失礼ですよね」[9]と述べています。確かに1つの特性であって欠陥ではありません。当事者との交流が深まると、「特性に関する部位が優位に機能している」という見方ができるようになります。

経験談

自閉スペクトラム症の
独特の感覚がポリフォニーを生んだ

　「欠陥ではなく特性」と実感できた場面をご紹介します。自閉スペクトラム症と診断を受けたコタニさんは、20代後半の男性です。言語での疎通は取れるのですが話が噛み合わない場面が多く、過去に「お前もうしゃべるな！」と叱責されることがあったと話していました。人と話す際はしばしば伏し目がちで、デイケアにもなんとか頑張って通所されている、という人でした。

　デイケアプログラムで当事者研究会をしていた時のことです。その日は5〜6名の参加者で行っていました。統合失調症のホソカワさんが、「どうしても相手が言っている言葉の裏を読んでしまう」「"ありがとう"と言われているのに"誰でもそんなことできるよ"と、けなされているように感じてしまう」という苦労を話し、それをみんなで話し合うことになりました。

　ホソカワさんの悩みは深刻で、他のメンバーが「"ありがとう"は"ありがとう"でいいんじゃない？」といった言葉にも「そうなんですけどね」とすっきりしない感じのやり取りが続いていました。ファシリテーターとしてその場にいた私の焦りはどんどん膨らんでいきました。どんなグループであれ、ファシリテーターの焦りはグループに感染します。この時のグループは明らかにドツボにはまった状況でした。

中盤に差しかかってもグループの話は進展せず、重苦しい空気になっていました。私が焦っていたこともあり、グループメンバーも「何か効果的な助言ができないか」と、本来の研究の目的と違う方向で話が進んでいきました。が、どうにもなりません。お互いがお互いの顔を見合うようにしながらいかんともし難い重苦しい空気が漂いました。

と、不意に、何の脈絡もなくコタニさんが発言しました。「"ありがとう"ってけなす言葉だったんですね。初めて知りました。今度私も憎たらしい人に使ってみます」とボソっと言ったのです。一瞬間を置いた次の瞬間、グループに笑いの渦が巻き起こりました。それまでモヤモヤしていたグループがパッと明るくなった瞬間でした。一番笑っていたのはホソカワさんでした。「そうだよね、モヤモヤしたなら"こちらこそありがとう"ってけなし言葉で返せばいいんだ！」と、どう見ても解決策ではないのですが、ホソカワさんのモヤモヤはすっきり解消していました。

最後の感想を述べる場面で私は、「今日は特にコタニさんに助けられました。ありがとうございました」とコタニさんにお礼を言いました。ホソカワさんからもコタニさんに「ありがとう」の言葉がありました。極めつけはコタニさんの「今日は皆さんにけなされたのかお礼を言われたのかわからない日でした」の一言でこの日のプログラムは大笑いの中終了しました。自閉スペクトラム症と言われるコタニさんの独特の感性・感覚が、場に「違った見方」を提供し、それが人を助けたということです。オープンダイアローグ[11]言うところのポリフォニー[★5]とは、コタニさんのような感性・感覚が認められ、生かされ、対等に存在する状態なのだと思います。

★5　オープンダイアローグの治療ミーティングにおいては、さまざまな物の見かたを尊重し、多様な視点（多声性：ポリフォニー）を引き出すことが重視されます。目指すのは意見の一致ではなく、さまざまな声の創造的な交換だとされています。

感覚過敏 —— 入り込んでくる知覚情報

　エアコンからの風の音、精算時レジから聞こえる「ピッ」という電子音、冷蔵庫が庫内を冷やす「ジー」という音、あるいは切れかけの蛍光灯のチカチカ、駅のタッチパネルから発せられる光、漂白剤の臭い、セーターのチクチク感、はたまた近づく低気圧、悪天候、乗車中の電車がトンネルに入った瞬間。どれも日常でよく遭遇する生活音や光景です。これらの中にあなたにはいくつぐらいイライラしたり調子が悪くなるポイントがあるでしょうか。

　こうしたありふれた刺激に対し、イライラを通り越して「つらくて仕方がない」と感じる人がいます。こういった感覚の鋭さを感覚過敏と呼びます。感覚過敏はDSM-5で自閉スペクトラム症の診断基準に採用されています[10]。

　アスペルガー症候群の存在を知り、自ら診断名をもらった綾屋は、自身の感覚過敏について「体の内部で生じる身体感覚と心理感覚が、いずれも潜在化されずに等価かつ大量に感受される」「大量に刺激が感受されすぎて、たくさんの感覚で頭が埋め尽くされている状態」[12]と説明してくれます。この、頭が感覚で埋め尽くされる状態を綾屋は「感覚飽和」と名付け、「感覚飽和に陥って情報処理が追いつかない時に、いわゆる"フリーズ"や"パニック"が引き起こされている」[12]と解説しています。前出の横道も、聴覚が飽和状態になっている自分のことを「音の洪水に拉致される」[13]と表現しています。

　痛みの感じ方が1人1人違うように、感覚もまた感じ方が異なります。同じ刺激をどのように感じているかを人とすり合わせてみると、感覚の違いに対する理解が深められます。

注意欠如多動症
（ADHD：Attention-Deficit/Hyperactivity Disorder）

不注意、衝動性には理由がある

　DSM-5において、注意欠如多動症（ADHD）は（1）不注意、（2）多動性および衝動性、が特徴として挙げられています[15]。

　画像診断研究では、「前頭前野、大脳基底核、尾状核、小脳など複数の部位の体積と症状との間に相関がみられた」[16,17]との報告があります。前頭前野は「判断、思考、計画、企画、創造、注意、抑制、コミュニケーションなど高次脳機能」[18]といった機能を担っています。思考や判断が十分に機能しなければ、じっくり考えることが苦手ということになりますし、注意や抑制が十分に機能しなければ、時と場所を選ばず元気に活動し続ける状況が続きます。

　大脳基底核は主に運動を調整している部位ですが、普段は大脳皮質に抑制的、つまりブレーキの働きを担っています[19]。落ち着きがない[15]というイメージを持たれやすいですが、実際のところ「ある1つのことに対して注意を持続することが難しい」という人が多いのです。また考えなしに行動しているように見えるのも、行動力がずば抜けているからです。ただ計画的に行動することが苦手なので、結果としては裏目に出てしまうこともあります。

　つまり、①注意の持続が難しい→②思いついて行動する→③結果が望んだものにならない→④フラストレーションがたまる→⑤対処としてさらに行動範囲を広げてしまう、という状況が推測できます。

　支援の際はこの特性を知っておく必要があります。衝動的に見えても本人なりの道筋があってのことですし、興味関心を多方面に向けることができる能力とも言えます。私の経験でも「元気な人」という印

象を受ける人が多いです。不注意、多動性や衝動性と見えてしまう行動にはそれぞれ根拠があります。ですから問題の所在を相手の責任にするのではなく、注意欠如多動症の人の特性に合わせた支援のコツを押さえておくことが大切です。

注意欠如多動症の特性に合わせた 支援のコツと根拠とは

ここに、私たちが目指すべき支援のコツと、その根拠をまとめます。

❶ 行動には本人の思いや目標があることを知っておく。

周りから見れば考えなしで行っているように見える行動も、本人は目的を持って行っています。同時に衝動的に動いてしまった自分を鑑み「こんな自分が嫌だ」とも思っています。まずは「行動の目的」を聞くことから始め、その目的を達成する方法が他になかったかを振り返る支援をしましょう。

❷ 枠組み、決まり事を決める。

一定の形式やルーチン、約束事を設けることで、まとまりがなくなったり気が散ってしまったりすることを防げます。説明に対する理解の度合いを確認しましょう。返事がしっかりしていても実際は理解しきれていない場合があります。注意の持続が困難で、実は話の中身が入っていないことがあるからです。復唱をお願いするなどして理解の度合いを確認しましょう。

❸ 説明時は、目を見て簡潔明瞭に。

必要なことを伝える時は相手の目に注目し、「今から伝えます」ということを意識的に相手に伝えます。その上で「短く」「簡潔に」「はっきりと」を心がけて話します。長い話を聞き続けることが苦手だからです。「これから○○について話します。1分だけ聞いてください」と時間制限を定めるのも有効です。

❹ **集中が必要な時は、気を散らすものを避ける。**

　外的な刺激を処理することが苦手なため、注意を持続することが困難です。集中する必要がある時には静かな場所を提供すること、テレビやラジオなどの電源を消すことを習慣づけると良いです。

❺ **選択肢を制限する。**

　情報過多になると決定が難しくなります。選択肢を2つに絞るなどし、その中で選ぶようにすると混乱を避けることができます。

❻ **肯定的なフィードバックを心がける。**

　望ましい行いには肯定的なフィードバック（少しオーバーなくらいが良いです）を実施します。それが快刺激となります。望ましくない行いには本人と共に振り返りの時間を設けます。信頼関係が構築された相手からの肯定的なフィードバックは、うわべだけの行動変容にとどまらず、内的な動機づけとなります。

限局性学習症 (SLD : Specific Learning Disorder)

それはその人のほんの一部である

　DSM-5は、読字の障害として読字の正確さや流暢性に問題のあるものと、読解力に問題のあるもの[20, 21]、そして計算障害として数字の概念や計算の習得における困難と、数学的推論の困難[20, 21]などを挙げています。春日は現局性学習症として、「知能に問題がないのに読み書き計算においてそれぞれ習得困難ないしは使用困難がみられるもの」[22]があることを紹介しています。

　画像診断研究で、読字には左頭頂側頭移行部（上側頭回、角回）、左側頭葉後下部（紡錘状回中部）、下前頭回が中核的にかかわっており、計算には頭頂間溝、基底核、角回、前頭前野[21]が中核的にかかわって

いるとされています。読字障害および計算障害は、それぞれの該当箇所の活動低下により十分な機能を果たせない状況と考えられます。

　文部科学省はこうした子どもの心情について、「一所懸命やっているのに勉強がうまくいかない、周囲から仲間はずれにされ、忘れ物をして先生から叱られる等、成功体験が少なくストレスを溜め込んで、自信を失ってしまったりする場合があります」[23]と説明し、支援に際しては子どもが持つもののほんの一部に困難があるに過ぎないと理解することが大切と説明しています。私たち医療者にもこの理解が大切だと言えます。

知的発達症 (IDD：Intellectual Developmental Disorder)

生活上の困難を確認し、共に方策を考えよう

　知的能力障害（Intellectual Disability）という診断名が併記されています[24]。かつて「精神遅滞（MR：Mental Retardation）」と呼ばれていた障害です。

　要因としては、正常な脳の発達に影響のあるもの、例えば先天性染色体異常などの遺伝要因、母親がアルコール、薬物、ある種の感染症や疾患に暴露・感染した場合などの環境要因、そして出産時合併症として、胎児の低酸素症や早産など、また成長過程における脳外傷、感染、発作性疾患、重度ネグレクトや虐待など、さまざまなものが挙げられています。

　どのような原因にせよ、知的発達症と診断を受けた人は生活を送る上で困難感を生じやすい状態であるということが言えます。

　知的発達症に限ったことではありませんが、当事者がかかえる困難として、①周囲と関係を取ろうと一生懸命なのに伝わらない　→②そ

れにより焦り、さらに伝わらなくなる →③感情のコントロールがう
まく機能しないことも重なり、相手に突っかかってしまったりする
→④不安が募る →⑤他の人から離れる →⑥抑うつ的になる、といっ
た悪循環に入ってしまうことがあります。これは単に当事者の機能障
害だけでなく、周囲の無理解が招いていることでもあります。

　DSM-IVまでは重症度（軽度、中等度、重度、最重度）をIQの程度に基
づいて判別していましたが、DSM-5からはIQという基準が削除され、
代わりに「概念的領域」「社会的領域」「実用的領域」の3領域に分け
た重症度別のエピソードを示し、どれに該当するかで重症度を判別す
るようになりました[25]。

　支援に際しては、生活のどのような場面で困難感を生じやすいのか
を確認し、その困難感を解消できる方策を共に検討することが望まれ
ます。一方的な支援、本人が望まない支援の提案は避けるべきです。

経験談

「洗濯機が壊れた」

　ここで在宅での支援の例についてご紹介いたします。

　キヨミさんは30代前半の女性で統合失調症と知的能力障害の診断を
受けていました。祖母とご両親と暮らしていましたが、祖母の入院を
機に一人暮らしを余儀なくされました。主治医から訪問看護の指示が
出て訪問看護が導入となり、ヘルパー支援も導入となっていました。

　元来人懐っこい性格であったため導入期はスムーズでしたが、徐々
にヘルパーとの関係がうまく機能しなくなってしまいました。生活空
間を荒らされると感じていたのか、片付けだけでなく、洗濯や調理と
いった支援も受け入れが困難になっていきました。関係性がよかった
看護師や作業療法士が連携し、サービスを断ったヘルパーの代わりに
自分で洗濯を実施するための支援が始まりました。

　洗濯機は**写真1**のような全自動でしたので決まったボタンを押すだ

けです。問題なく実施できると考えていました。ところがすぐに「洗濯機が壊れた」と電話連絡がありました。訪問して状態を確認すると、洗濯機に水が張られたまま動かなくなっていました。

　操作は通常、①「電源」を押す　→②洗剤を入れる　→③「スタート」を押す　→④フタを閉めると脱水まで全自動、なのですが、キヨミさんは、①「電源」を押す　→②「選択」を押し「洗濯」のランプだけが点灯するよう設定する（「すすぎ」「脱水」を解除する）　→③「スタート」を押す、となっており、「すすぎ」「脱水」が設定されていないため、水が張られたまま止まってしまう、ということが起きていました。

　壊れたのではなく操作ミスだったことを説明し、目の前でレクチャーしました。その場では「よかった。壊れてなかった」と安心されるのですが、いざ自分1人で実施するとどうしても元に戻ってしまうのです。そうしたことが何度も続き、キヨミさんの一人暮らしに対するモチベーションも下がるのではないかと懸念する声が上がり始めました。

　看護師と作業療法士が中心となって試行錯誤が始まりました。まずは洗濯のためのマニュアルを作成し、そこに**写真2-1**のような解説入り写真も入れてキヨミさんにお渡ししました。これは洗濯の順番を示しており、押すボタンには○印をつけて、押さないボタンには×印をつけて触らないようにする、というものでした。

　ところがキヨミさんはどうしてもランプの点灯が気になり、「洗濯」以外のランプが消えるように「選択」を押してしまうのです。スタッフの中で「洗濯だから“洗濯”以外はダメ」と思って他のランプを消してしまうのではないか」という仮説が立てられました。

　そこで次に実施したのは、**写真2-2**のように「必要のないボタン以外はすべて隠す」という看護師発案の工夫でした。使う必要がないボタンはすべて白テープで隠し、使うボタンだけを残すという作戦です。

　この作戦は効果的で、しばらくは洗濯ができていました。ところが

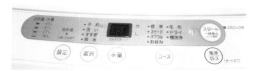

写真1
キヨミさんの洗濯機の
もともとの操作パネル

写真2-1
○と×を付けた洗濯機
の写真入りマニュアル
を渡した

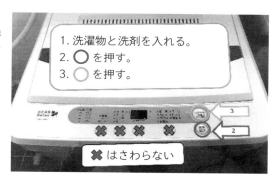

1. 洗濯物と洗剤を入れる。
2. ○ を押す。
3. ○ を押す。

✖ はさわらない

写真2-2
必要ないボタンを
白シールで隠した

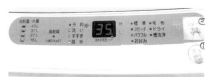

写真2-3
お気に入りのシールで
飾りつつ、必要なボタ
ンだけ残した

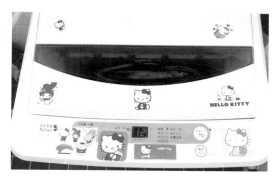

「テープを貼っているのはカッコ悪い」とご本人が思うようになり、すっかりきれいにテープを剥がしてしまいました。そして「また壊れた」と電話が鳴りました。

　「もうどうしようもない」という思いがよぎりそうな場面でしたが、「機能的なことに目を奪われていたが、違うアプローチがあるのではないか」と考えた作業療法士が、「"隠す"ではなく"飾る"だとどうだろう」という発想に至りました。そこでキヨミさんに確認し好きなシールを用意しました。1枚1枚キヨミさんとシールを選び、**写真2-3**のように、貼る位置もキヨミさんと相談しながら決めていきました。キヨミさんがお気に入りのキャラクターだったからよかったのか、「汚したくない」という思いが芽生えたからなのか、キヨミさんは必要なボタン以外を押すことなく洗濯を続けることができるようになりました。この時から「洗濯機が壊れた」と電話が鳴ることはなくなりました。

　余談ですが、お気に入りのシールでも飽きがくると剥がしてしまうので、現在も定期的にキヨミさんのお気に入りのシールに貼り替えています。

　ご本人の方法や好みに合わせた方策を一緒に考えることが、心地良い生活を続けていける秘訣だということをキヨミさんから教わりました。

経験談

「ハンガーがわからない」

　ノボルさんは30代後半の男性で、統合失調症と知的能力障害の診断を受けていました。奥さんと息子さん2人との4人暮らしでした。奥さんはうつ病の診断を受けていました。奥さんの調子が悪くなるとノボルさんが家事を頑張り、ノボルさんの調子が下向きになってくると奥さんが頑張るというように、お互いを補うようにして生活を続け

てこられていました。夫婦仲も良く、「俺は○○たん（奥さんの愛称）がいなかったら生きていけないから」と訪問中に臆面もなくおっしゃる場面もありました。

そんなお2人でしたが、ここでも洗濯の課題がありました。奥さんは、洗濯物を干す時にハンガーの大きさを分けていました。次頁の**写真3**のように、一番小さいハンガーは一番下の次男用、次の大きさのハンガーは長男用、一番大きなハンガーは大人用、という具合です。

ところがノボルさんは、長男用と大人用の違いがどうしてもわからず、いつも奥さんから注意を受けていました。大雑把な私は内心「どちらでもいいのではないか」と、ついノボルさんに肩入れしそうになるのですが「家事でのリーダー業務は自分の役割である」という自負を持つ奥さんのやり方を曲げるわけにもいきません。

その時も作業療法士が活躍してくれました。ノボルさんがわかりやすいよう、**写真4-1**のように長男用のハンガーにはテープを貼るという工夫を提案してくれました。知的能力障害の診断を受けた方の一定数に、大きさの判別が苦手な方がいらっしゃいます。その点を補うための工夫でした。

以来ノボルさんはハンガー掛けに迷うことがなくなり、自信を持って実施できるようになりました。特に奥さんが調子の悪い時は率先して洗濯をこなせるようになりました。

驚いたことに「ハンガー、新しいバージョンにしたさ」と後日教えてくれました。自分たちでやりやすい方法を考え、**写真4-2**のようにハンガーの肩部分に次男用には白のテープを、長男用には青のテープを貼るようにしたというのです。

「新しい状況への適応が難しいとされる知的能力障害であっても、成功体験を自分のものにすると、そこを起点に自分たちで発展させていけるのだなぁ」と、私はノボルさんから教えていただきました。またしても作業療法士の着想に助けられ、チームでかかわる際に得られる視点の広がりを実感できたことも大きな収穫でした。

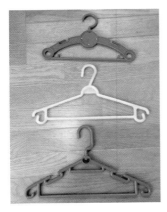

写真3
もともとのハンガー。（上から）
次男用、長男用、大人用のハン
ガー

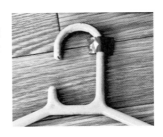

写真4-1
作業療法士の提案で、長男用
のハンガーだけにテープを
貼って区別

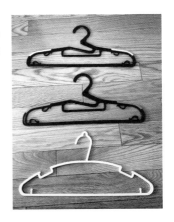

写真4-2
ご本人たちの改善案。肩部分
に次男用には白、長男用には
青のテープを貼って区別

二次障害を考えよう

　神経発達症群の診断を受けた方の中には、小さい頃から繰り返される禁止や叱責、あるいは周囲からの心ない言葉によって深い傷をかかえている方がいるということは容易に想像できます。また学校で浮いてしまう、学業についていけないなど、成功体験を積み重ねることが難しい場合もあります。自己肯定感の低下、振り払えない孤独感をかかえていらっしゃる方もいます。そうしたことが引き金となって起こる情緒不安定、不適応などの状態を「二次障害」[26] と呼びます。

　理解が得られないことがこの状況を作っているならば、二次障害を予防するには周囲の理解が欠かせません。相手の特性を知ることを職務として期待される専門家であれば、言わずもがなです。

診断名や薬を必要としている人もいる

　神経発達症群の当事者たちから聞いた話です。医療者から「よくなったみたいですね」と言われると不安を覚えると教えてくれました。待合室で看護師から何気なく「調子がよさそう」と言われてもドキッとするそうです。

　私はこれを聞いた時、「回復を願っているはずなのにどうしてですか？」ととっさに聞いてしまいました。すると「私はコンサータが処方されているのですが、調子がいいと医師に言うと、薬が減らされるんです。でも今が適量だと感じているんです」と教えてくれました。「では、薬を出し続けてもらうためにどういった工夫をしているのですか」と尋ねると、診察場面では「うまく話せません」と答えたり、「ネットや書物で調べた"自分にもありそう"な症状を診察場面で伝えてみる」というスキルを教えてくれました。「どちらかというと診

断名に寄せてますよね」という言葉が印象的でした。「ちょっと困った感じにすると医師が喜ぶんですよね」と教えてくれる当事者もいました。これには私は思わず吹き出してしまいました。

　困りつつも、自身が生きやすくなるための調節を高い次元で工夫されているのだなあと思いました。支援者が思う以上に、患者さんは複雑に、また先々まで考えていることがよくわかりました。同時に、もう少しお互いが素直に接することができないものかとも感じました。

いっそ場を変えてしまうという逆転の発想

　青木ら[27]は神経発達症群の20代男性の事例を紹介しています。この青年は会社勤めができなくなりパチンコにはまり、借金が膨らんでしまいました。困り果てた家族が瀬戸内海の島で漁師をしている知人に「息子の面倒を見てほしい」と頼み込み、彼は島に移り住むことになりました。

　失敗続きで家族以外の人と交流することがほとんどなかった青年ですが、島に渡ると、会う人会う人に「おはよう」と声をかけていきました。これは学校で「人に会ったら"おはよう"と声をかけよう」と教えられたのを忠実に守っていたからです。最初は島の人たちも驚きましたが、悪気なく挨拶してくるこの青年に次第に心を開くようになり、気がつくとこの青年を知らない島の人はいなくなり、なんと島一番の人気者になっていました。「その人に合った人や場の出会いを、意図して作ることは難しいが、そのような出会いが生まれるような準備をする、出会いを視野に入れた支援をすることが大切ではないか」と、この事例は結ばれています。

　この青年が自分を変えるために努力したというよりも、島に場所を移すことで周囲のまなざしが変わり、安心を得る場を手に入れたということが、この事例ではポイントです。私たち支援者も、その人が安心を得られるような出会いを視野に入れた支援や準備、あるいは感覚

の違いを受け入れられる土壌作りを意図することが大切です。

凸凹という捉え方

　杉山は、神経発達症群の診断が下されていない人の中に「いくらかの認知の偏りを持っていても、社会的適応障害が存在しないので、診断から除外される人がいる」[28]と述べています。そのことから杉山は、その人が適応障害を生じるかどうかは「個人を取り巻く環境如何である」として、その意味で「予防的な関与は可能」だと述べています。そしてこの未診断グループの人々を「単刀直入に発達凸凹と呼べばよい」[28]と述べています。

　「凸」を先に持ってくる理由は、「認知の特性は決してマイナスとは限らないから」だと言います。ついつい私たちは「障害」と聞くとマイナスを思い浮かべますが、**ご本人にとっては脳機能の違いであって、それは得手不得手の範疇**ということになります。それは優劣ではなく違いでしかありません。そう捉えることが、ご本人にとっての障害物を1つ取り除くことになります。

　自閉スペクトラム症（ASD）と注意欠如多動症（ADHD）を診断されている横道は、「発達障害者の特性は、それ自体では"障害"にはならない。私たちは定型発達者あるいは"健常者"とは異なる発達特性、あるいは発達凸凹を持っているだけで、それが"健常者"ベースで作られた社会環境と摩擦を起こすことで、"障害者"になっている」[29]と説明します。この説明はまさにこの障害そのものを如実に説明してくれています。

引用・参考文献

1　樋口直美：誤作動する脳. 医学書院，2020，p.88-90
2　厚生労働省：知ることから始めよう みんなのメンタルヘルス 発達障害. https://www.mhlw.go.jp/kokoro/know/disease_develop.html

3 加藤敏ら（編）：縮刷版 現代精神医学事典. 弘文堂，2016，p.840

4 厚生労働省：e-ヘルスネット［情報提供］ASD（自閉スペクトラム症，アスペルガー症候群）について. 2020 https://www.e-healthnet.mhlw.go.jp/information/heart/k-03-005.html

5 兼本浩祐：精神科医はそのときどう考えるか ケースからひもとく診療のプロセス. 医学書院，2018，p.94

6 青木省三ら：大人の発達障害を診るということ 診断や対応に迷う症例から考える. 医学書院，2015，p.7

7 前掲書6，p.10-11

8 十一元三，福田正人（編）：精神疾患と脳画像. 中山書店，2008，p.152

9 横道誠：みんな水の中「発達障害」自助グループの文学研究者はどんな世界に棲んでいるか. 医学書院，2021，p.110-111

10 American Psychiatric Association（髙橋三郎，大野裕 監訳）：DSM-5 精神疾患の分類と診断の手引. 医学書院，2014，p.26-27

11 オープンダイアローグ・ネットワーク・ジャパン「対話実践のガイドライン」https://www.opendialogue.jp/

12 綾屋紗月，熊谷晋一郎：発達障害当事者研究. 医学書院，2008，p.56-57

13 前掲書9，p.88

14 前掲書9，p.30-32

15 American Psychiatric Association（滝沢龍 訳）：精神疾患・メンタルヘルスガイドブック DSM-5から生活指針まで. 医学書院，2016，p.10-12

16 Bear MF, Connors BW, Paradesp M（加藤宏司ら 監訳）：神経科学 脳の探求. 西村書店，2007，p.502

17 前掲書8，p.159.

18 医療情報科学研究所（編）：病気が見える vol.7 脳・神経 第1版. メディックメディア，2011，p.20

19 前掲書18，p.182.

20 前掲書10，p.34-37.

21 関あゆみ：LDの脳機能. 児童青年精神医学とその近接領域. 58(2):217-226，2017

22 春日武彦：援助者必携 はじめての精神科 第3版. 医学書院，2020，p.207

23 文部科学省：小・中学校におけるLD（学習障害），ADHD（注意欠陥／多動性障害），高機能自閉症の児童生徒への教育支援体制の整備のためのガイドライン（試案）https://www.mext.go.jp/a_menu/shotou/tokubetu/material/1298152.htm

24 American Psychiatric Association（髙橋三郎，大野裕 監訳）：DSM-5-TR 精神疾患の診断・統計マニュアル. 医学書院，2023，p.37

25 前掲書10，p.19-22

26 宮尾益知：発達障害の基礎知識. 河出書房新社，2017，p.155

27 前掲書6，p.74-78

28 杉山登志郎（編）：発達障害への看護アプローチ. 精神看護出版，2011，p.12-13

29 前掲書9，p.44

7

認知症

四大認知症それぞれの特性を知ろう

　認知症は「青年期以降に、記憶や言語、知覚、思考などをつかさどる脳の部位に器質的損傷が起こり、獲得された知能や機能が低下し日常生活に支障をきたすようになった状態」[1,2]を指します。自身が認知症となり、認知症の理解の普及活動をしていた医師の長谷川和夫は、認知症の本質は「今までの暮らしができなくなること」[1]だと述べています。

　認知症には大きく、①アルツハイマー型認知症、②脳血管性認知症、③レビー小体型認知症、④前頭側頭型認知症が存在し、四大認知症と呼ばれています。

　65歳以上での出現頻度は、①②③の順で多く、合計すると全体の9割を占めます[3]。

　①③④は脳実質がさまざまな要因によって変性するという疾患の特徴から、変性性認知症[4]に分類されます。

　本書ではまず、この四大認知症を理解するための病態生理と症状を解説していきます。ケアをする人がその人の診断名を聞いて、「脳のこの部位に障害が起きていて、だからこういう行動や症状が出るのだ」と理解できることが、適切な対応をするために大変重要です。

　またそこを理解していると、家族に対してお伝えできることも変わってきます。家族は、なんとか元のその人に戻ってもらおうと、叱責したり追い立てたりして、ご本人と感情的なしこりを作ってしまうことがありますが、そんな時に私たちが、脳の障害と行動との関連を家族にわかりやすくお伝えすることで、ご本人がより快適に過ごせるような環境調整ができるとよいと思います。

アルツハイマー型認知症

確かさの揺らぎと焦燥

　まずはアルツハイマー型認知症[★1]から。

　1900年初頭にドイツの医師、アロイス・アルツハイマーによって初めて症例報告がなされたため、その名を取った診断名となりました[5,6]。

　大脳皮質や海馬を中心に、老人斑と呼ばれるシミのような異常構造が多く出現します[3,7,8]。この老人斑には脳内の情報伝達を妨げる働きを持つアミロイドβというたんぱく質が沈着しています。

　老人斑ができた後、神経細胞の中に異常な線維が蓄積し、神経細胞が死んでいきます。アミロイドβの蓄積が始まってから10年以上かけて認知症はゆっくり進行すると言われています（ただし、アミロイドβが蓄積していても認知症を発症しない場合もあります）[3,5]。

　アルツハイマー型認知症患者のMRI画像を見てみると、**側頭葉内側面**（**主に海馬**）を中心に脳全般の神経細胞脱落（萎縮）[8,9]が起きているのがわかります。萎縮が起こっている部位の神経細胞は脱落しています。海馬は記憶をつかさどる部位ですが、その部分が脱落するので「**記憶が苦手**」という状況になります。

　空き容量が1ギガバイトしか残っていないUSBメモリーに5ギガバイトの画像を記録させることはできません。5分前に食事を摂った記憶が、海馬の神経細胞が脱落した方にとっては「容量越え」の状況になるのです。

★1　64歳以下で発病した場合をアルツハイマー病、65歳以上で発病した場合をアルツハイマー型認知症と呼び分けることがありますが[7]、この本では混乱を避けるためアルツハイマー型認知症で統一しました。

長谷川和夫は、記憶が苦手になる状況について次のように記しています[1]。

　自分の体験の「確かさ」が、はっきりしなくなってきたのです。自分がやったことと、やらなかったことに対して確信がもてない。たとえば、自宅を出てどこかへ出かけるとき、鍵をかけたかどうか不安になっても、確かに鍵をかけたと思えばそのまま出かけるのが普通です。あるいは不安なら、一度戻って鍵がかかっているのを確認して、それ以上は心配せず出かけます。（中略）でも、確かさが揺らいでくると、家に戻って確認したにもかかわらず、それがまたあやふやになって、いつまで経っても確信が持てないのです。

　認知症専門医として長きにわたり尽力してきた長谷川和夫は自身のこうした変化に気づき、「認知症に違いない」という思いに至ったと話しています。
　記憶が苦手ということは単に覚えられないのではなく、「確かさが揺らぐ」ことだというのです。例えば大切な約束や仕事での待ち合わせをすっぽかしてしまったことに気づいた時、ドキッとして焦燥感が鎮まらないことがありますよね。この感覚が四六時中続くと想像すると、とてもつらい状況だとわかります。**確かさの揺らぎには動揺や焦燥がつきまといます。**いくら「大丈夫ですよ」と声をかけても落ち着くことができない方の背景には、このような揺らぎがあることを私たちは心に留める必要があります。

生々しい幻視、世界を共有できない孤独感

　レビー小体型認知症は、1976年に日本の医師、小阪憲司が認知症患者さんの大脳皮質からレビー小体を発見したことで知られるようになりました[9, 10]。レビー小体型認知症では、大脳皮質など中枢神経系に広汎にわたりレビー小体という特殊なたんぱく質が出現します。これが出現した部位の神経細胞は変性、脱落し、認知症症状が出現するとされています[11, 12]。

　レビー小体型認知症では**後頭葉**を中心に萎縮が起こります[13, 14]。認知の変動、睡眠時の異常行動、手足の震えなどが見られることがありますが、最も特徴的なのは**生々しい幻視を見る**[3, 9-11]ことです。後頭葉が主に、視覚情報の処理・統合の役割を担っているためです。

　レビー小体型認知症の当事者である樋口直美は、生々しい幻視について自身の著書[15]に次のように記述しています。

　ある日、近所の交差点で大きな白い鳥が空に向かって飛んでいくのを見つけました。白サギのような真っ白な鳥ですが、もっと大きくて羽や尾が長く、品のある、とても美しい鳥です。

　「なんという鳥だろう。あんなにきれいな鳥がこんな住宅地にいるなんて」

　羽ばたくというよりも、ゆらゆらと天に舞い上っていく動きは、舞踊のようです。私は、見たこともない優美な姿に息をのみました。

　「美しい……」

　夢中になって見つめていると、艶のある繊細な羽の一枚一枚が見えました。私はすっかり心を奪われていました。なんだか胸がいっぱいにな

リ、震えるような気持で見つめていると……それは一瞬にしてスーパーのレジ袋に変わったのです。私はしばらく動けませんでした。

　樋口は「この世界の何が本物で何が幻なのか、私にはもう区別がつかないんだ。私は、私を信じることも、私が目にする世界を信じることも、もうできないんだ」と感じ、自身への不信と、自分がどれだけ訴えても信じてもらえないだろうという絶望と諦めを感じたというのです。

　「生々しい幻視」と活字だけで読むと「そういう症状があるんだな」と理解はできますが、その症状に悩まされる当事者がかかえる**孤独**を私たちは知る必要があります。

　なお、レビー小体の出現が脳幹に限局して出現した場合は、パーキンソン病として区別します[13]。脳幹は運動機能を司っているため、パーキンソン病では手足の震えや筋肉のこわばりなどが見られます。

前頭側頭型認知症

むき出しになりやすい感情

　前頭側頭型認知症[★2]は、1994年にスウェーデンのルンド大学とイギリスのマンチェスター大学グループの協働により提唱され、診断基準が示されました[16-18]。

★2　前頭側頭型認知症はカッコ書きで（ピック病）と記載され同定される場合があります。ピック病は1892年、アーノルド・ピックにより報告され1926年に報告者の名をとりピック病と呼ぶことが提唱されました。現在では前頭側頭型認知症の約8割をピック病が占めるとされていますが、厳密に言うと同一の疾患ではありません。本稿ではより広い意味で用いられる前頭側頭型認知症に統一しました。

その名が示す通り、頭部画像所見にて**前頭葉・側頭葉**に萎縮や血流低下が認められる認知症です[9, 11, 14]。神経細胞や神経細胞を保護するグリア細胞にリン酸化タウ蛋白やTDP-43という異常なたんぱく質が蓄積することが発生機序と考えられています[16, 19]。

前頭葉は、衝動的にならないよう自制するための抑制や、相手がどのような気持ちになるかといったコミュニケーションにおける相手への配慮、また自発性といった、社会生活を実施する上で重要な機能を担っています[11, 16]。

側頭葉は、聴覚からの情報を受け取ったり、言語理解、音やビジョンの記憶に携わっています[20]。

前頭側頭型認知症の場合はそれらの部位が損傷されるため、**感情をむき出しにして怒りやすくなったり、物を盗むなどの反社会行動（脱抑制）や、同じ言葉を何度も話す反復言語、自発性の減少、無関心**などが生じるのです[11, 16]。

脳血管性認知症

運動障害

高血圧、糖尿病などの生活習慣病を背景として脳血管障害（脳梗塞、脳出血、クモ膜下出血）を発症し、その部位の細胞機能が失われることで認知症症状が出現します。

障害された部位によって、記憶障害や遂行障害、情動失禁や自発性の低下などの違いが生じますが、特に**歩行障害、感覚麻痺、構音・嚥下障害といった運動障害**が顕著[21]になるのが特徴と言えます。

四大認知症についてまとめると

　四大認知症の病態生理と臨床症状を1つずつお話ししてきました。それを一覧にしたのが**表1**です。

表1 四大認知症の病態生理と臨床症状

診断名	病態生理	臨床症状	頭部CT・MRI
アルツハイマー型認知症	○大脳皮質や海馬を中心に老人斑が出現。 ○情報伝達を妨げるアミロイドβが老人斑に沈着。 ○過剰にリン酸化されたタウ蛋白が神経細胞内に蓄積することにより、神経原線維変化が生じる。	記憶障害、物盗られ妄想、失行、失認、失語など。	側頭葉内側面（主に海馬）を中心とする大脳全般の萎縮。
レビー小体型認知症	○大脳皮質など中枢神経系に広汎にレビー小体が出現。 ○リン酸化α-シヌクレインがレビー小体に蓄積する。 （レビー小体が脳幹に限局して出現する場合はパーキンソン病として区別する）	生々しい幻視、レム睡眠時の異常行動、嗅覚障害、パーキンソニズム（手足の震え、筋肉のこわばり）など。	後頭葉を中心とした大脳の全般的な萎縮があるも、海馬の萎縮は軽度。
前頭側頭型認知症	○ピック球にタウ蛋白が蓄積する。 ○TDP-43が蓄積する。	感情鈍麻、脱抑制、自発性の低下、社会性の低下、常同行為、反復言語、失語症状、食事や嗜好の変化など。	前頭葉、側頭葉の萎縮。
脳血管性認知症	○脳梗塞、出血などの脳血管障害によって生じる。 ○血管障害部位に対応した機能のみの低下（まだら認知症）。	抑うつ、情動失禁、自発性の低下、遂行機能障害、運動麻痺など。	梗塞や出血など脳血管障害の所見。

損傷を受けた部位と症状

　表2は、損傷を受けた脳質の部位によって現れる認知症の違いを示したものです。

　脳質の各部位がどのような働きをしているかを知っておくと、本人や家族から説明を求められた時に、症状の説明がある程度可能になるでしょう。

表2　大脳皮質の主な機能と、その部位が損傷されて生じる認知症

部位	機能	その部位の損傷で生じる認知症
前頭葉	○判断、思考、計画、企画、創造、注意、抑制、コミュニケーションなど高次脳機能。	前頭側頭型認知症 アルツハイマー型認知症（後期）
後頭葉	○視覚情報から形や色、動きや奥行きなどの情報を抽出する。 ○一次視覚野から受け取った視覚情報を処理・統合し、物体の認識や空間認知を行う。	レビー小体型認知症 アルツハイマー型認知症（後期）
側頭葉	○耳から聴覚情報を受け取り音として感じる。 ○言語を理解する。 ○一次聴覚野で受け取った聴覚情報を過去の記憶と照合し、何であるかを解釈する。	前頭側頭型認知症 アルツハイマー型認知症
頭頂葉	○大脳皮質の他の領域で受け取った感覚、聴覚、体性感覚（温痛覚、触覚、意識できる深部感覚）を統合し、物体の認識、空間の認知を行う。	アルツハイマー型認知症

「脳血管性認知症」の場合は、どの部位でも脳血管障害を発症し得るので表2からは除いています。頻度として多いのは前頭葉での損傷です。

周辺症状には「安心」の提供を

　損傷を受けた脳質の部位によってもたらされる症状を中核症状と呼びます。それ以外に、中核症状によって二次的にもたらされる症状を周辺症状（BPSD：Behavioral and Psychological Symptoms of Dementia）[22, 23] と呼びます。

　例えば以下のようなものです。

《行動面》拒絶、不穏、興奮、暴言、大声を上げる、暴力、徘徊、性的逸脱行為、つきまとい、不眠、身だしなみの乱れなど。
《心理面》不安、焦燥、抑うつ、幻覚、妄想、誤認など。

　認知症に特化した看護である「カンフォータブル・ケア」を開発した南敦司は、「周辺症状は中核症状による心理的葛藤や不安により生じている」と述べています[23]。

　周辺症状が生まれる心理を考えてみましょう。例えば、できていたはずのことができなくなっていることにふと気がついた時。気がつくと覚えのない場所にいた時。全く知らない人が自分の手を引いていた時。あるいは体に違和感があるのだけどそれが何なのかがわからずにいたら、急に殿部が生暖かく感じ、徐々に殿部周囲が冷たくなっていった、不快な臭いがまとわりついているが何なのかわからない。そうしたことが自分の身に起こった時、冷静に穏やかでいられるでしょうか。

　周辺症状とは、圧倒的な混乱、不安、焦燥感が襲ってくる状況の中、それを否定してなんとかしたいというご本人の強い気持ちが行動として現れているものです。「何かわからないけど今なんとかしなければ！」「あの安心できる場所に帰らなければ！」。そうした気持ちに

突き動かされている人に対して私たちがすべきことは、抑制や鎮静ではありません。何よりすべきなのは**安心の提供**です。

　春日は、周辺症状に対しては「治療」よりも「配慮」「工夫」「対応の変更」「雰囲気を変える」「症状の背後に隠された意味を考える」などによって乗り切れることが多い[22]と述べています。

睡眠薬はせん妄を悪化させる

　周辺症状の中でも臨床で特に注意が必要なものにせん妄があります。「認知症だからせん妄になる」ということではありませんが、せん妄を起こす方の中に認知症をかかえる方の割合はやはり多いです[24]。

　せん妄は急性、一過性、可逆的に意識状態が低下した状態で、睡眠覚醒リズムの乱れと関連しています。

　せん妄により睡眠が十分に取れないと、当然ながら生活全体が影響を受けて周辺症状（抑うつや易怒性、日中の拒否など）につながりますので、せん妄を予防することは周辺症状を悪化させないためにも重要です。

　「通常は精神運動性の活動亢進が見られるが、活動性の低下が目立つ場合もある」[16]と言われます。意識の清明度が低下した上に活動的となると、この後考えられるのは転倒ですので、医療者はせん妄に対して神経質になります。転倒すると、場合によっては後遺症が残りますので、その後の生活のためにもせん妄は予防と早期発見が重要です。

　夜勤帯でせん妄を起こした方が叫び始めると、私たち看護師の不安は一気に強くなりがちです。転倒される危険性もありますが、「他の患者さんが起きてくるのではないか」「自分が対応を誤ったと思われるのではないか」「なんとか治めなければ」といった焦燥感も浮上してきます。

　私が新人で夜勤を始めた頃は、まさにそういう心理状態でした。そのため追加指示があった頓服薬の眠剤を飲んでいただくという誤りを

犯してしまいました。結果、その方が朝まで眠ることはなく、さらに目を離すことができなくなってしまったのです。

　睡眠薬は意識状態を低下させるものです。せん妄は意識状態が低下することで引き起こされます。つまりせん妄を起こした人に眠剤を飲んでいただくのは、せん妄を悪化させる行為なのです。

　これを知って以来私は、せん妄を起こす方と「共に過ごす」ことが増えるようになりました。たまたま私が勤めていた病院はナースステーションの前正面にベッドごと収納できる部屋がありましたので、私はそこにご本人をベッドごとお連れして、隣で記録を書くようにしていました。照明は明るすぎないようにしていましたが、最低限私の顔が見える明るさを保つようにしていました。薬よりも、そばに人がいることのほうがよほどせん妄には効果的であるということを、私は何度も体験しました。

　せん妄出現の背景には不安が存在します[25]。ですから優先すべきは**鎮静ではなく不安の軽減**です。

　せん妄を起こした人に看護ができる対応を**表3**に示します。

表3　せん妄の人に看護ができる対応とは

1. 十分に話を聞くことで、できるだけ不安の軽減に努める。
2. 身体的要因（低酸素症、肝性脳症、腎機能）を確認し、異常時は早期改善を図る。
3. 早期離床を促す。
4. ドレーン、チューブは可能な限り早めに抜去していく。
5. 本人のなじみのあるものを身近に置き、本人が安心できる人に面会を依頼する。
6. 睡眠薬はできるだけ投与しない。睡眠確保の必要がある場合は状況に応じて睡眠作用のある抗不安薬を用いる。
7. 日時や場所、人などを本人が確認できるような会話に努める。
8. できるかぎり昼夜が区別しやすいような配慮を行っていく。

せん妄による大声に困った！

　事例を紹介します。90歳を超えた男性が入院してこられました。ほとんど毎日ご家族が来られます。昼間ご家族がいることもあったからでしょう、ご家族が帰って夕方になると、決まって「ワーッ」と大声を出されます。会話で疎通を取るのはほとんど難しい状態でしたので、どういうニーズで大声を上げるのかがつかめず、スタッフは困りました。どういうわけか声がよく通る方で、病棟のどこにいても聞こえたほどでした。

　夜勤帯のスタッフはこの方に詰め所に来てもらって共に過ごしましたが、昼夜逆転していたため、大声は彼が明け方に寝るまで続くことがしばしばでした。他患者さんからは苦情が出ました。「イライラする」「眠れない」、しまいには「あの爺さん保護室に入れろ」とまで。

　睡眠リズムの改善を図るため、極力日中の離床を試みるのですが、夜間寝ていないため身体を起こされてもすぐに寝てしまい、無理に起こしておくこともできず、どうしたものかと詰め所で話し合いが何度も持たれました。

　ところでこの方の声がよく通るのには理由がありました。実は長年住職を務めた方だったのです。「声を磨いてきた方だけあって、認知症になってもよく声が通るものだなぁ」と正直感心させられたのですが、そんな悠長なことは言っていられません。

　そんな時あるスタッフがこんなアイデアを出してくれました。「お坊さんってお勤めの時は静かにされていますよね。お経をかけてみたらどうでしょう」。

　半ばやけくそのようなアイデアでしたが、私たちチームは「どうせうるさくなるならお経のほうがまだいいのではないか」という結論を出し、ご家族に音源がないかと尋ねると、「練習用のテープがある」と快く貸してくださいました。

早速その日の夕方、ラジカセからお経が流れました。すると驚いたことにピタッと大声は鎮まりました。それどころがほとんど自分から言葉を発することがない方だったのに、ところどころお経を唱えているではありませんか。「時間をかけて身につけたものはその人から離れないのだなあ」と私はまたまた感心させられました。

　このテープのおかげで病棟の夜間帯は静かに過ごせるようになってきました。しかし別の苦情が来るようになりました。「夕方になると詰め所からお経が聞こえてきて不気味だ」。ラジカセのイヤフォンをご本人の耳に当てるようにしたのは言うまでもありません。当初イヤフォンは「外してしまうのではないか」という懸念から付けていなかったのですが、イヤフォンを付けても外さずに聞き入っている姿は印象的でした。このことから私は、「せん妄にはご本人のなじみのあるものが効果的だ」と理解しました。

認知症の人の認知に合ったケア

ユマニチュードやカンフォータブル・ケアが教えてくれたこと

　認知症ケアの分野に関連した本には、ユマニチュード[26]やカンフォータブル・ケア[23]があります。これらを紐解くと、「見る」「話す」「触れる」など看護の基本とも言えるケアや、「立つ」といった人間としてのあり方の大切さに触れられています。

　認知症の方は中核症状により、空間認識能力の低下や感音性難聴（聴覚の障害）が生じており、周囲の状況を感知することが苦手になっています。我々が想像するより視野が狭まっていますし、その声が自分に向けられていると気づくことも難しくなっています。

　ですから私たちが部屋に入って声をかけ、「ご本人には当然聞こえているだろう」と思ってケアを開始したのに、当人にはその声は認知

されておらず、突然誰かが侵入してきて自分の身体にわからないことをしてきたと感じ、驚いて拒否反応をする、ということが起きるのです。

また、「私が後ろに立っているのは当然わかっているだろう」と思って手を肩に置くと、当人にとっては突然後ろから何かが出てきて自分に触れてきた、と恐怖を感じる状況になるのです。

つまり私たちが「当然わかっているだろう」と思うことが、認知症の方からすれば、「突然断りもなく何かをされる」ことになっているかもしれない。そのことに気づかせてくれたのが、ユマニチュードやカンフォータブル・ケアでした。

私たちが**相手の認知レベルに対応したやり方**（例えば目を見る技術、話しかける技術、触れる技術）でケアを開始しないと、こちらが「よかれ」と思って行ったことが拒絶され、怒鳴られ、泣かれ、抵抗され……ということになります。

相手が全力で嫌がっていることを無理矢理行っていると、ケアする側も傷つきます。その結果、これまで長年現場で認知症ケアに携わってきた看護師が離職したり、違う部署に異動を希望して去っていく、という悲しいことが起きていました。

ぜひともこの2つのケアの書籍を、「そんな当たり前の看護の基本を何で今さら」と思わず、「認知症の人の認知に適合したケアのあり方を教えているもの」と捉え、手に取っていただけたらと思います。

目指すべき支援のコツとその根拠

ここまで書いてきたことを踏まえ、私たちが目指すべき支援のコツと、その根拠をまとめます[27]。

❶ 目線を合わせ、それから話しかけましょう。

目線を合わせることはマナー・礼儀という側面の他に、ご本人に気づいてもらう意図があります。認知症中核症状により認識できる範囲

（視界）が狭くなっているため、こちらが目線を合わせた「つもり」だけでは合っていない可能性が高いです。視界に入り、ご本人に気づいてもらうことで、初めて声が届きます。認識していない人の声は届かないものです。

❷ 患者さんの摂食、水分摂取、排泄のパターンを観察し、援助しましょう。

嚥下困難、咀嚼力の低下といった身体機能の低下により、十分な栄養が摂取できていない場合があるので注意が必要です（そしてご本人はそれに気づいていない場合があります）。

❸ 日中は活動を促し、夕方にかけて静かな時間を持つなど、決まった日課を立てましょう。

安定したリズムで生活ができると睡眠も安定しやすいです。

❹ 夜間の活動状況を確認し、必要時は適当な明かり（常夜灯）を使用しましょう。

注意障害、失見当識、せん妄は夜間に悪化します。適切な明かりがない中での活動は転倒や影の誤認など、重大な事故につながる要因となります。

❺ 端的な表現をしましょう。

複数の意味が含まれる文章は覚えていられない可能性があるので、端的な言い方で伝えます。良くない例「さっき外から帰ってきましたから、手が汚れているかもしれません。ご飯前ですし手を洗いましょうか」。良い例「手を洗いましょう」。

❻ 患者さんが恥を感じなくて済む配慮を心がけましょう。

脱衣、他者にすり寄る、便器以外の場所での放尿、ベッドサイドでの弄便を見つけた時、驚いてつい大きな声を出しがちですが、そういう場面でこそひと呼吸置きます。大声で注意などすると、ご本人の不快感が増し、状況が悪化します。

清拭などが必要な場合は、複数名で手早く済ませます。1人がご本人に優しく話しかけ注意を引き続け、他のスタッフが清拭を担当するなど、分担するとなおよいでしょう。

❼ 友人や家族との面会を経て、ご本人への影響を評価します。

　交流のあった友人や家族との接触は現実感覚を高めてくれるので推奨できます。ただ、面会後に興奮や混乱が生じた場合は、回数や時間について考慮する必要があるので、ご本人への影響を評価しましょう。

❽ 患者さんが慣れ親しんでいるものを部屋に置く。可能であれば担当するスタッフの人数を制限する。

　患者さんの混乱軽減やせん妄予防を目的に、慣れ親しんでいるものを生活空間に置くことは有効です。同じく、1日に複数名のスタッフが出入りすることが混乱の要因ともなりますので、可能であれば担当スタッフの人数を制限するようにします。

❾ 家族などからライフヒストリーについて確認し、それを基にした回想の機会を提供する。

　患者さんは短期記憶が失われ始めていても、長期記憶は保持されていることが多いです。回想する時間は患者さんにとって通常快適です。歌や映画、料理やお祭りなども、記憶を手繰る手がかりになります。

❿ 環境は、できるだけ変化させないようにする。

　1日のスケジュールや生活環境を変化させないことで、患者さんが記憶機能に頼らなくても済む状況を整えることができます。

> 支援者に必要な心持ち

「でも大丈夫」という信念とユーモア

　認知症診断の物差しとなる認知機能検査に「長谷川式簡易知能評価スケール」があります。ご存知の方も多いと思いますが、その中に「100から7を順番に引いてください」という質問項目があります。実際に「いくつかなぁ」と考え込まれ、しばらく沈黙したのち、「なん

だっけ？」と聞き返す方もいらっしゃいます。でも途中で「わからんわ」と投げ出す方や、「そんな質問をしてなんになる」と怒る方は意外にもいらっしゃいません。皆さん真剣に取り組みます。そういった頑張っている姿を見ると、私はつい答えを教えそうになるほど応援したくなってしまいます。

このスケールの開発者でもある長谷川和夫は「皆様はどなた様ですか？　どなたかわからなくて困っているんです」と義父に言われた時のことを紹介しています。その時長谷川氏のお嬢さんが、「おじいちゃん、私たちのことをわからなくなったみたいだけど、私たちはおじいちゃんのことをよく知っているから大丈夫だよ」と返したのだそうです。それを聞いた義父はとても安心したようだった[28]、と振り返っています。

「でも大丈夫」という信念は、表情となって表れます。その信念を持ち続けるのに大切なのがユーモアです。

フランクルは「ユーモアとは、知られているように、ほんの数秒間でも、周囲から距離をとり、状況に打ちひしがれないために、人間という存在にそなわっているなにか」[29]だと述べています。長谷川和夫は「認知症になり、つらい感情が続くときは、特に笑いが大切」[30]だと述べています。もし自分が支援を受けている側だった時、自分の行動に対し笑顔で反応があるのと、残念そうな表情を浮かべられるのと、どちらの支援を受けたいでしょうか。

村上靖彦は「支援者がコミュニケーションにおいてユーモアをキャッチする」ことは「生を肯定することへ方向づける」[31]という趣旨を述べています。たとえ相手が不安のただ中にいても、「でも大丈夫」を信じることが大切なのです。

離れたい衝動。
「俺をひっぱたいてくれ」という懇願

　事例の2つ目です。認知症が進行したために夜間頻回に自宅から出ては警察に保護されることを繰り返していた男性の患者さんが入院しました。80代前半で、言葉は失礼かもしれませんが、可愛いという印象を相手に与える小柄な方でした。

　奥さんと二人暮らしで、奥さんは毎日お見舞いに来ていました。30分前のことは覚えていられない方でしたので、奥さんの顔を見るたびに「なんで昨日来てくれなかったのよ」と挨拶代わりの一言が日課になっていました。奥さんはなんとか自分が来たことを残しておこうと思ったのでしょう、卓上カレンダーを用意してお見舞いに来た日をマジックでチェックしておられました。ご家族の写真を手帳サイズのアルバムに入れて床頭台に置いていました。家族仲の良さがうかがえました。本人はカレンダーが何であるかはわかるのですがチェックが何を意味するかはいまいちわからない様子でした。

　入院して2か月が経過したある肌寒い秋の夕方でした。私が部屋を通りかかり挨拶をしたところ、血相を変えてベッドから立ち上がって私の両腕をつかみ、「なあ、カレンダーの日にちにマジックでバツ印つけてるけど、あれってあいつ（奥さん）が来たってことなんだろ？　今日何日なんだ？」と質問しました。鬼気迫る勢いでした。

　認知症には独特の波があります。その日の昼過ぎまでボーッと霧がかかっていたような方が、夕方にサッと霧が晴れることがあるのです。その表情や語気から、私は霧が晴れていることに気づきました。私は今日が何日であるかを伝えました。今日のところにはすでにチェックが付いていました。日にちを告げられた彼は普段見せたことのない顔で泣き崩れました。

　「俺、あいつが来たことまるっきり覚えてないんだ。これまで来た

143

ことも覚えてないんだ。情けないよ。本当に情けない。なあ、頼むから、今度あいつが来て、俺がそのこと忘れていたら俺のことひっぱたいてくれ。頼む、俺のことひっぱたいてくれ。頼む……」

　肩を震わせながら私にしがみつくのです。何度も繰り返される「頼む」「ひっぱたいてくれ」が嗚咽で聞き取れなくなっていきます。私の腕をつかんだままの彼の両手からは無念さがあふれだしていました。私はその手を握り返し続けました。

　「この場をどう鎮めようか」「治めなければ」「話を逸らしたい」という思考の横やりが容赦なく私に襲い掛かりました。正直に言うと「この場を離れたい」という衝動もありました。しかし、私はその場を離れませんでした。私は「彼の悲しみをなかったことにしてはいけない」と考えていました。彼の悲しみの表現を「どうでもいいもの」として扱ってはいけないと考えたからです。

　「もう泣かないで、大丈夫だから」といさめようとすることは、その涙を「なかったことにしよう」とする試みです。乱暴に言うなら「その涙には価値がない」というメッセージにもなり得ます。それは相手の感情への冒涜です。相手が発するものを「どうでもいいもの」として扱うことはケアではありません。

　腕を握り合ったまま部屋で立ち尽くす男性が2人。やがて日が沈もうという頃に、嗚咽が治まってきました。「悪かったね」。そう一言つぶやいたのち、彼はベッドで布団をかぶってしまいました。私は「いえ、では」「また来ますね」とその場を後にしました。

　翌日、彼がその涙を覚えていたかは定かではありません。しかし何年たっても私には鮮烈に残っている場面の1つです。

ケアとは「痛みと共にいる覚悟」

　長谷川和夫は、「セカンドオピニオンとして意見を聞きたい」と、認知症と診断された高齢の男性が自身の診療所を受診した時のエピ

ソードを紹介しています[1]。その方が開口一番「どうして私がアルツハイマーになったんでしょうか。他の人じゃなくて」と聞いたそうです。この時長谷川は「そうですねえ」と、その男性の手に自分の手を重ねて握り続けたそうです。この場面には認知症に限らずケアのあるべき姿があります。長谷川がしたことは、その場を決して離れない、話題を逸らさない、ということでした。

　痛みを持つ人と関係することは、自身が痛みを被る覚悟を固めることでもあります。「関係する」ということは、自分もその痛みの中に入るということだからです。わざわざ他者の痛みに入るということを生業にする看護師という仕事は、大きな苦悩を伴う職業の1つと言えます。けれど、その苦悩を引き受ける態度こそが人生に意味と価値を与えてくれます[32]。

　決して安易な道ではありませんが、これを避けることはケアをしないということです。他者の苦痛と関係を持たないところにケアは成立しないからです。ケアとはそばを離れないことなのです。共に悩むこと、共に笑うこと、時に共に涙を流すこと。これは看護に与えられた業務上の特権です。皆さんの臨床での1日が患者さんと共にある時間であることを心から願っています。

引用・参考文献

1　長谷川和夫，猪熊律子：ボクはやっと認知症のことがわかった　自らも認知症となった専門医が，日本人に伝えたい遺言. KADOKAWA，2019，p.40-43
2　中井久夫，山口直彦：看護のための精神医学 第2版. 医学書院，2004，p.239
3　兼本浩祐：精神科医はそのときどう考えるか ケースからひもとく診断のプロセス. 医学書院，2018，p.22
4　医学情報科学研究所(編)：病気が見える vol.7 脳・神経. メディックメディア，2011，p.336
5　前掲書1，p.45-47.
6　Bear MF, Connors BW, Paradesp M（加藤宏司ら 監訳）：神経科学 脳の探求. 西村書店，2007，p.30
7　前掲書4，p.344.
8　岩田誠(監)：プロが教える脳のすべてがわかる本. ナツメ社，2011，p.221-222
9　加藤敏ら(編)：縮刷版 現代精神医学事典. 弘文堂，2016，p.1081

10 前掲書1, p.51-52

11 前掲書4, p.350-351

12 前掲書4, p.226

13 前掲書4, p.341

14 十一元三, 福田正人(編)：精神疾患と脳画像. 中山書店, 2008, p.142-144

15 樋口直美：誤作動する脳. 医学書院, 2020, p.66

16 前掲書9, p.635

17 竹内陽子, 長谷川雅美：前頭側頭型認知症の特徴を活かした構造化プログラムの有用性に関する研究. 日本看護研究学会雑誌, 35(4):13-24, 2012.

18 品川俊一郎：前頭側頭葉変性症 意味記憶と行動の左右差. 高次脳機能研究, 40(2): 51-56, 2020.

19 日本神経学会(監)：認知症疾患診療ガイドライン2017. 第8章 前頭側頭葉変性症. https://neurology-jp.org/guidelinem/degl/degl_2017_08.pdf（2017年8月1日）

20 前掲書4, p.26

21 前掲書4, p.348

22 春日武彦：援助者必携 はじめての精神科 第3版. 医学書院, 2020, p.219-220

23 南敦司：カンフォータブル・ケアで変わる認知症看護. 精神看護出版, 2018, p.14

24 鈴木真人(著), 山本勝則, 藤井博英, 守村洋(編)：看護実践のための根拠がわかる精神看護技術 第2版. メヂカルフレンド社, 2015, p.162-163

25 南裕子(監修), 宇佐美しおり(編集)：精神科看護の理論と実践 卓越した看護実践を目指して. ヌーヴェルヒロカワ, 2010, p.136

26 本田美和子, Gineste Y, Marescotti R：ユマニチュード入門. 医学書院, 2014

27 Schultz JM, Videbeck LS（田崎博一, 阿保順子, 佐久間えりか 監訳）：看護診断に基づく精神看護ケアプラン 第2版. 医学書院, 2007, 医学書院, 2007, p.143-149

28 前掲書1, p.155

29 Frankl VE（山田邦夫, 松田美佳 訳）：それでも人生にイエスと言う. 春秋社, 1993, p.37-38

30 前掲書1, p.74

31 井部俊子, 村上靖彦：現象学でよみとく 専門看護師のコンピテンシー. 医学書院, 2019, p.104.

32 中村創：「看る」ということ 看護師の私は何をするひとぞ「ケアとは何か」を考える そばを離れないということ. 北海道医療新聞社, 2020, p.40-41

33 吉田勝明：「こころ」の名医が教える認知症は接し方で100％変わる！. IPD出版, 2017, p.37-38

8

強迫症

繰り返される確認行為と質問

　強迫症（OCD：Obsessive-Compulsive and Related Disorders）と聞いたら何を連想しますか。「長時間手を洗い続けている」「鍵のかけ忘れがないか何度も確認している」「自分が汚れていないか何度も人に質問する」といったイメージでしょうか。

　中井は強迫症について、「不思議に看護師に好かれないことが多い。うんざりし、憎たらしささえ覚えるようになる」「いちいち眺められ、チェックされているような感じがあり、また実際に要求が多く、こまごまとしたことに及び、確認など看護師を巻き込むことが多く、さらに眼がどこか憎しみをたたえているように見えるからかもしれない」[1]と、支援する側が感じる感覚を生々しく代弁してくれています。

　中井が述べるほどではないにせよ「また一？」とため息をつきたくなるような経験は多くの方が持っているのではないでしょうか。「私の顔汚れていませんか？」と聞かれて「汚れていませんよ」と答えたはずなのに、1分後に「私の顔汚れていませんか？」と全く同じ質問をされれば、「さっきの私の答えは何だったの？」「え？　聞いてなかったの？」、果ては「私の言うこと信用してないの？」という気持ちにもなるでしょう。そうしたことが繰り返されることで疲弊し、どうすればいいかわからなくなり、苛立ちや怒りさえ募っていきます。「いい加減にして！」と言いたくなる気持ちをグッとこらえる作業に、さらに体力気力が奪われます。

　考えてみれば症状に苦しんでいる患者さんに対してこちらが怒りの感情を持つというのはおかしな話です。ですが、患者さんには支離滅裂言動や意識の低下がないので、「話が通じるはず」と思い込み、行動を修正しない患者さんに当惑し、怒りを覚えてしまいます。

　患者さんは話の内容は理解していますし、自分でもその行為をやめたいと思っています。しかし強迫症がそれをやめさせてくれません。そう考えると患者さんの内側で何が起こっているか、つまり強迫症と

はどのような病気で、患者さんがどういう想いをかかえているのかが
わかると、私たちも怒りという感情を選ぶ必要がなくなりそうです。

その行動が不合理だと本人も自覚している

　強迫症と診断を受けた方の多くは、苦しみながら特定の行為を続け
ています。
　「ウイルスが繁殖する」という強い思いを振り払えず手洗いがやめ
られなくなった患者さんも、多くは手を洗いながら明らかに苦しんで
います。「手を洗いすぎるから手が荒れることは先生が説明してくれ
ているし、自分でもわかっている」「自分でも考えないようにしてい
るのだけれど、手が荒れている部分を見るとどうしてもウイルスが繁
殖している気がして仕方がなくなる」「できることなら手洗いをもっ
と短い時間でやめたい」「いつも手洗いの時間のことで怒られて苦し
い」という患者さんの声は珍しくありません。
　振り払いたいけれど振り払えない思考のことを「強迫観念」、やめ
たいけれどやめられない行動のことを「強迫行為」と呼びます。また
強迫行為が習慣化し、儀式化してしまった行為を「強迫儀式」と呼び
ます。
　強迫症について、中尾は「対象となる事柄に対して繰り返し生じる
思考（強迫観念）と、それを打ち消すための繰り返しの行動（強迫行為）
によって成立しており、通常不安、苦痛を伴い、患者は自身の思考や
行動が不合理的で過剰であることを自覚している」[2]と説明していま
す。驚いたことに強迫症の患者さんは、自身の行動が、客観的に見て
不合理であることを自覚しているのです。また、そのことで大きな苦
痛を感じているのも患者さん自身です。ところが思考を振り払えず、
行動をやめることができないのです。
　自分が十分わかっていることを指摘されると落ち込んだりいら立っ
たりすることがありますよね。そう考えると、いくら正しい情報だと

しても、患者さんに「手を十分に洗っているのだから衛生的に問題ないですよ」「だからもう手を洗わなくて大丈夫です」と**説明**するようなことは、患者さんにとっては負担になり、症状を悪化させることはあっても**回復に対し何の貢献もしない**ことを、私たちは肝に銘じなくてはなりません。何度も確認されるとイライラが募りがちですが、そんな時苦痛を感じているのはほかならぬ患者さんだということを思い出したいものです。

その人の脳で起きていること

　患者さんの大脳皮質を調べると、強迫症の症状が出現している時は、前頭眼窩面・尾状核の血流の亢進があったという報告や、強迫観念を誘発するような物品（その人にとって不潔であるものや嫌悪感を惹起させるもの）を見せると前頭眼窩面、前部帯状回などの機能亢進が見られたという報告[3]があります。

　そうした結果から大脳皮質の中でも**前頭眼窩面、尾状核、前部帯状回、線条体**において何らかの機能異常が生じていて、それが強迫症に関与している可能性があるとされています[3-5]。

　けれども「なぜ強迫症でそうした変化が生じたのか」については、他の精神疾患と同じく、現時点では明確に説明することができません。その部位で機能異常が生じたから強迫症になったのか、それとも強迫的な思考・行動をしているうちに、その部位に機能異常が生じたのかはわかっていないのです。

　前頭眼窩面、尾状核、前部帯状回、線条体の機能を見てみると、**表1**に示すように、"社会的規範に合わせて行動を調整"したり、"感情の形成や処理"をしたり、"無意識に行動を遂行できるために学習"したり、といったことに関与しています。そのためこうした部位に機能異常が発生することで、無意識にできていた行動が強い不安によってできなくなったり、考えすぎる状況になり、考えすぎることでさら

に不安が増強され、その不安を払拭したいがためにさまざまな強迫行為におよぶ、という循環に入っていきます。

　ご本人も「この行動はおかしい」と思っているのですが、やめることができません。例えば「自分の体に白い粉なんかついているわけがないとわかっているんだけど、確認せずにいられない」という患者さんは、そうした例です。

表1　大脳皮質の主な機能と、萎縮や変性による影響

部位	機能	機能異常により出現する症状
前頭眼窩面	○感情と思考の連携に関与。 ○何が正しいか間違っているか、近づくか逃げるべきかを判断する。 ○社会的に適切な行動を取るための行動調節をする。	○機能亢進により不安が増強する。 ○「何かがおかしい」と検知すると「これで大丈夫」と感じられるまで同じ行動を繰り返す命令信号を出す。
尾状核	○学習・記憶・言葉の理解に関与。 ○内臓や心臓をコントロールする中枢と関連する。	○機能亢進により早期警報システムが作動する。 ○洗浄強迫や確認強迫などの強迫行為をしないと「何か恐ろしいことが起こるぞ」と感じさせる。
前部帯状回	○感情の形成と処理に関与。 ○行動調節に関与すると考えられている。 ○行動の動機づけ、空間認知などに関与。 ○運動、学習、記憶や自律神経反応などをつかさどる。	○強迫行為を行わないでいることで不安感、恐怖感を増大させる。 ○行動を起こすよう命令信号を出し続ける。
線条体	○尾状核と被殻を合わせたもの。 ○意識的情報処理を自動的（無意識的）に選択、調整する。 ○手順、技術、型にはまった一連の行動などの無意識的学習に関与。 ○習慣的な動作をつかさどり、アセチルコリンとドーパミンを用いて全身に運動指令を送る。	○十分に機能していないと望まない思考や衝動が侵入してくる。 ○望まない思考が侵入してくることでそれまで何も考えずにできていたこと（顔を洗う、鍵をかける、など）が気になって仕方がなくなる。

以下を基に作成、一部改変。
・Schwartz MJ（吉田利子　訳）：不安でたまらない人たちへ やっかいで病的な癖を治す．草思社，1998，p.12-15
・福田正人（編）：精神疾患と脳画像．中山書店，2008，p.103-104
・上島国利（編）：エキスパートによる強迫性障害（OCD）治療ブック．星和書店，2010，p.24-25，p.98-104

心理教育の実際

治療としては心理教育、精神療法（行動療法）、認知行動療法、薬物療法[6,7]があり、これらによる回復の報告も多くなされています。

心理教育は、病院では患者グループで行ったり、訪問看護では患者さんとテキストを一緒に読みながらなど、いろいろな形で展開されています。

「教育」と聞くと「指導する」ように捉えがちですが、心理教育の場合は、①知識や情報を伝達し、共有する、②日常的ストレスへの対処技能を増大させる、③参加者同士がサポートし合う[8,9]、を基本構造にしており、一方的に指導するというものではありません。

心理教育では、まずご本人が自分で「強迫症に悩まされている」と認識できるようにサポートするところから始まります。そして「悪いのはご本人ではなく、強迫症である」こと、そして「周りの全員がご本人の味方につく」という確認からスタートしていきます。そのためご本人にとっては心理的にサポートされた安心した中で取り組める感覚が強くなります。

そんな心理教育が奏功した強迫症の事例を紹介します。

経験談

心理教育で自分に「大丈夫」と言えた

ヤマダさん（仮名）は20代後半の女性です。ご両親との3人暮らしですが「自分の情報が外に漏れているのではないか」とスマホに触ることができません。また、外に出ると「何か落としたのではないか」と数メートル歩いては確認を繰り返すので、ちょっとした散歩にも時間がかかっていました。訪問看護の利用時は、短い間に「私今失礼なことを言いませんでしたか？」と何度も確認します。そのつどこちらは「言っていないですよ」と返すのですが、それでヤマダさんの不安

が軽くなることはなく、確認が続いていました。訪問に回っている看護師全員が「看護として何かできるだろうか」と行き詰まりを感じていました。

そんなヤマダさんでしたが「この苦しい状況をなんとかしたい」という自分の思いをきちんとお話ししてくれたので、テキストを用いた心理教育を始めることになりました。主治医からも承諾を得られたので、訪問看護ステーションのスタッフたちは、ヤマダさんに簡易でわかりやすいテキストを参考文献[5, 10]を基に作成し（**表2**）、また親しみを持ってもらえるよう、テキストにヤマダさんが好きなかわいいキャラクターをあしらいました。私たちは訪問のたびにヤマダさんと一緒にテキストを読むようにしました。

ヤマダさんと一緒にテキストを読むことを始めて早々、「強迫症状が出ても"後でいいや"と思えるようになった」「脳の写真を見てこ

表2 ヤマダさんのために作成した心理教育テキストの構造

【第1段階】 自分が強迫症に悩まされていると認識する
1. 悪いのはご本人ではなく、強迫症であることを全員が理解する。
2. 全員がご本人の味方につく準備をする。
3. 自身の強迫症の程度がどのくらいなのかをチェックする。

【第2段階】 原因は脳の生物科学的アンバランスだと知る
1. 強迫症は、「脳神経の問題から行動異常が生じる疾患」として定義する。
2. 症状リストを作る→強迫症観察マップを作る。

【第3段階】 強迫行為を拒否し、別の健全な行動に焦点を移す
1. 強迫症観察マップに従って、どの症状であれば行動を変えられそうか考える。
2. 不快な気分に襲われた時の行動を変える→行動変化の方策を立てる。

【第4段階】 強迫観念は無意味だと自分に言い聞かせる
1. 強迫症に「No」を言う練習を開始する。
2. 強迫症との実戦に向けた準備を開始する。
3. 強迫症との戦いに挑む。
4. 協力者と共に強迫症を遠ざける方法を続ける。

以下を基に作成、一部改変。
・Schwartz MJ（吉田利子 訳）：不安でたまらない人たちへ やっかいで病的な癖を治す. 草思社, 1998
・March SJ, Benton MC（穴倉久里江 訳）：強迫性障害（OCD）に"No"を言おう. 星和書店, 2022

んなふうになっているんだとわかった」「診察室から出た時に落とし物したかもしれないと思ったけど、"まぁいいか" と思えるようになった」「自分は確認せずに楽」「人も私がこういうふうだと楽だと思う」と、順調な経過を思わせる発言が見られるようになりました。主治医も「この取り組みが治療的効果にまでなっている」と評価してくれました。

　そんなヤマダさんに私が訪問に入った時のエピソードです。

　私たちが使用していたテキストの冒頭に、「強迫症は脳の病気です。強迫症を持つ人たちは、頭の中で "しゃっくり"（強迫観念）が生じるために、不安を感じたり、嫌な気分になったりします」[10] と記されていました。そこで次のような会話をしました。

中村：（ヤマダさんに承諾を得て、熊のプーさんのぬいぐるみを借りて）ヤマダさん、ヤマダさん、プーさんが「しゃっくりが止まらないよー」「このまま止まらなかったらどうしよう」と困っています。（ぬいぐるみの顔をヤマダさんに向けながら）「しゃっくりが止まらないよー」「このまま止まらなかったらどうしよう」。ヤマダさんだったらプーさんになんて言って声をかけてあげますか？

ヤマダさん：「大丈夫だよ」って言ってあげると思います。

中村：じゃあヤマダさんの脳の中でしゃっくり出てきてるなと感じたら、なんと言って声かけたらいいでしょうか？

ヤマダさん：「大丈夫だよ」かな。

中村：もししゃっくりが出てきたら、ヤマダさんも自分に「大丈夫だよ」って言えそうですか？

ヤマダさん：どうかなぁ。

中村：できたら言ってあげてほしいんです。ヤマダさんがヤマダさんを安心させてあげてほしいんです

ヤマダさん：言ってあげるといいんですかね。

中村：はい、まずはしゃっくりだと自覚すること、次にしゃっくりさ

んの言いなりにはならない別の行動をすることが大事なんですね。
これまでお会いしてきた強迫さんに悩まされる人は、そうやって強
迫さんと付き合っていました。

ヤマダさん：（急に）私さっき失礼なこと言いませんでしたっけ？

中村：それはヤマダさんですか？　強迫さんですか？

ヤマダさん：あ！「大丈夫だよ」。

　この場にはヤマダさんと私の他にヤマダさんのお母さんと看護ス
タッフ3名が同席していたのですが、ヤマダさんが「大丈夫だよ」と
言えた瞬間、「できたーっ！」とその場にいた全員がヤマダさんに拍
手を送りました。ヤマダさんの顔には自然な笑みが、そしてお母さん
の目にはうっすら涙が浮かんでいました。これまで強迫観念に従うこ
とがほとんどだったヤマダさんが、違う行動を決断できた瞬間でし
た。

　ところがです。次の週、ヤマダさんは健診で「腫瘍の疑いあり」と
言われ、再検査の結果を待たなければいけない事態となってしまいま
した。その間、ヤマダさんの不安は大きなものとなり強迫観念が前に
も増して襲ってくるようになりました。言えていた「大丈夫だよ」は
「大丈夫と言わないと」という新たな強迫観念に変わってしまい、「こ
のまま強迫症が悪化していくのはないか」という不安がスタッフにも
広がっていました。

　しかし訪問看護ステーションの所長は「この状況であれば不安が強
くなるのは当然」と冷静に判断し、「検査結果が出るまで不安を無理
に軽減しようとはせず、根本にある不安を共有しよう」という方針を
スタッフと共有しました。

　その後、検査結果が「異状なし」と出てから、ヤマダさんの
"しゃっくり"が治まっていくのをスタッフ全員で確認することがで
きました。

　「健全な不安もある」ということを私たちはヤマダさんから教えて

もらいました。現在ヤマダさんはしゃっくりを相手にしない方法をご家族と訪問スタッフと共に模索中です。お気に入りのDVDや好きな動画を見ながら、強迫症と距離を取ることに挑戦しています。

心理教育で「脳に買わされていた」と気づくことができた

　ヨシカワさん（仮名）は60代前半の女性です。新型コロナウイルスが拡大し始めた頃、マスクやアルコールボトルといった物品の購入をやめることができなくなりました。購入した物品の箱が積み上がり、天井についてしまうのではないかというほどになっていても買うのをやめられません。ご本人に確認すると、「足りてるっていうのはわかるんだけど、私喘息持ちだから感染したら死んじゃうと思って、スマホの商品ページを見たらすぐポチってやっちゃうの」と話しました。ヨシカワさんは不安にさいなまれ、そして買物もやりたくないのにやめられないのでした。

　パンデミックの最中は誰しも不安を感じていましたが、ヨシカワさんは不安が強く、この不安を払拭、回避しようとポチっとやっていたことになります。このように不安を回避しようとして起こす行動を、強迫行為の中でも回避行動[11,12]と呼びます。疋田らは「回避行動を行うことで、抑うつおよび不安の状態が悪化することが示唆された」[12]と報告しています。強迫症の最もやっかいなところは、**不安を回避したくてやっている行動が、かえって不安を増強させている**という点です。

　そんなヨシカワさんに、訪問中「今の困り事は何でしょうか？」と確認すると、「この不安ってどうにかならないのかなぁ」と率直に返されたので、私は「一緒に不安についての勉強をしませんか？」と提案しました。するとヨシカワさんは「不安がどうにかなるんだったら

やってみたい」と前向きな返答をされました。

　次の訪問から、『不安でたまらない人たちへ　やっかいで病的な癖を治す』[5]という本を用いて強迫症についての勉強会を始めました。少し分厚い本ではありましたが1頁1頁一緒に読み進めていきました。私が「実際にこういったことはありましたか？」「テキストに書いてあることとヨシカワさんが体験したことに違いはありますか？」と質問すると、ヨシカワさんは「これは私に当てはまる」「これは当てはまらない」と振り返りながら答えます。自分のことを客観的に捉え始めているなぁと私は感じていました。

　テキストが中盤に差しかかった時です。そこにはこんな記載がありました。「（治療する側が）"あなたは強迫症にすぎない"と診断名を告げることは安心につながる。脳が間違ったメッセージを送っているだけなのだ。強迫症患者の脳の映像を見せ、生物化学的な異常のために脳の前頭葉の下側がオーバーヒートしていることを示しましょう」[13]と。その箇所を読んだ時、ヨシカワさんが言いました。「あー、私は、病気で不安が強くなりすぎて買ってると思ってたんだけど、脳に買わされていただけだったんだ」。その顔にはほっとした表情が浮かんでいました。ヨシカワさんにはテキストを媒体にした学習が効果的だったようで、「腑に落ちた」と言っておられました。

　次に、ヨシカワさんから「どうしたら脳にブレーキかけられるんだろう？」という疑問が出てきました。そこで私は「スマホでポチッと押したくなったらその指でマスクやアルコールボトルの箱の数を数えてみませんか」と提案しました。ポチっと押したくなったらその指を、箱の数を数えることに使うのです。下から順に「1、2、3、4、～10」を数えました。そしてそれを3回繰り返します。

中村：どうですか？　箱の数減ってますか？
ヨシカワさん：減ってない。大丈夫だね。

不安に襲われて買いたくなったらまずこの行動をすることを私たちは約束事にしました。

　この時を境にヨシカワさんはマスクやアルコールボトルを買わなくなりました。おそらくその理由は、「自分の不安は症状によって増強されたもので、現実に即したものではない」とヨシカワさん自身が自覚できたことが1つあると思います。もう1つは、これまでは「強い不安」から「スマホでポチる」という回避行動までが即座に行われていましたが、実行する前に箱の数を数えるというワンクッションを置いている間に不安が低減し、回避行動を取る必要がなくなったのだと思われます。

経験談

仲間、コミュニティの力を借りる

　北海道・浦河べてるの家のメンバーであるダイスケさんは、お風呂に入る前の準備に6〜7時間かかり、入浴自体も2時間以上になっているとのことでした。今回の原稿を執筆するにあたり現在の入浴がどうなっているか取材させていただきました。

　ダイスケさんの入浴はとにかく時間がかかってしまいます。右腕を洗うと次に左腕を洗うわけですが、この時に「あれ？　右腕洗ったかな？」という考えが浮かび、また右腕を洗います。そうするとまた「あれ？　左腕洗ったんだっけ？」となります。なんとか胸に到達するのですが、また「あれ？　腕洗ったんだっけ？」という考えに襲われる、頭を洗ってもやっぱりそういう考えに囚われてしまいます。頭が濡れているとわかっているのにまた洗う、こうして何度も何度も洗ううちに体は真っ赤になっていきます。ヘロヘロになって脱衣場で体を拭くと肌が痛くて仕方がないのですが、それでもやめることができないそうです。

　ダイスケさんがもう1つ困っているのは、入浴前に覚悟を決める時

間を確保しないとそもそも浴室に入ることができないという点です。なぜならダイスケさんは浴室を温まる場ともリラックスする場とも思っておらず、「闘う場」と捉えているからです。「闘う前に精神統一が必要なんです」とダイスケさんは教えてくれました。

　ダイスケさんは浦河に来てとにかく最初の3か月は相当つらかったそうです。主治医である川村敏明先生によって服薬量が大幅に減らされたからです。薬が減ることによってそれまで抑えられていた「部屋にある物、音、すべてが自分に向かって突き刺さる感じ」といった症状が出てくることは説明を受けていましたが、予告通り1か月もせずにそれらの感覚が戻ってきました。「助けてください！」とダイスケさんはさまざまな人にSOSを出しては、作業所やミーティングに駆け込んでいたそうです。「自分でもどうにもならなかった」と話していました。

　ところが半年を過ぎたあたりで、あれだけ怖かった「刺さる感覚」に慣れてくるようになったとダイスケさんは教えてくれました。薬は北海道に来る前の3分の1になっていました。ダイスケさんは「怖かった気持ちも、時間が経つと慣れていくことに気づけました」と教えてくれました。

　ダイスケさんと話していて一番興味深いと思ったのは、「周囲の人が誰もダイスケさんに助言を言っていない」ということでした。お風呂に関しても「週1回にしてみれば？」という提案はあったそうですが、そうするかどうかはダイスケさんに委ねられていました。

　ダイスケさんはこう言います。「北海道に来る前は、自分が苦しいと話すと"こうするといいよ""ここが悪いんじゃない？"と言われ続けて、でもうまくいかなくて、だから自分がダメなんじゃないかと思っていました。でも浦河ではまずみんな僕の話を聞いてくれるんです。それに僕が言うことも受け入れてくれるんです」。

　これを聞いて、私たちが気をつけるべきことは「解決を急がない」ことだと痛感しました。これは強迫症に限った話ではありませんが、

助言めいた言葉を投げて解決を急ぐことで、かえって逆の結果になることを私たちはもう一度確認する必要があります。

　現在もダイスケさんのお風呂に入る前の精神統一は必要で、5時間近くかかるそうです。「できれば短くしたいんですよね」と教えてくれました。それを聞いた私は「それでは次に会った時にもし精神統一の時間が減っていたなら、どんな方法が効果的だったのか報告いただけるのを楽しみにしていますね」と伝えました。ダイスケさんはにっこりしながら「そうですね」と応えてくれました。精神統一の時間を短くする効果的な方法はまだ見つけられていないそうですが、どうにもできなかった「刺さる感覚」に慣れ、生活が安定してきているダイスケさんです。仲間の力を借りながらきっと方法を編み出していくでしょう。

不安を共有できる相手になる

　私がこれまでお会いしてきた強迫症の方々は皆、「わかっているけどやめられない」ことに困っておられました。どの方も不安を抱え、安心できず、また自信を持てずにいました。

　そんな人を前にした時に私が心がけたことは、「**その人がこれまでどうやって頑張ってきたのか**」を知ろうとすることです。

　ヨシカワさんはコロナの不安をなんとかしようとアルコールボトルやマスクを買い続けることを頑張っておられました。ヤマダさんは自分が相手に対して「失礼のないように」と常に細心の注意を払うことを頑張っておられました。ダイスケさんは風呂という戦場に向かうために精神統一を頑張っておられました。それらは、へとへとになりながらも患者さんがなんとか生き続けようと努力して編み出した方法です。だから私はその頑張りを教えてもらった時は、「あなたはこの方法で頑張ってこられたんですね」という事実を患者さんと共有し、「そこまで困りながらもよくここまで対処してきましたね」と称賛の

気持ちを前面に出すように心がけてきました。

　看護師である私たちは、患者さんが頑張ってきた方法を、取り除くべきものとして扱うべきではありません。今の不安を解消したくて考え出した方法の無効性を指摘されれば、不安はさらに強くなり行動はエスカレートします。そして自信も小さくなります。

　シュルツらは、「看護の目標は、主として、安全の保証、治療的環境の提供、不安の軽減、そして自尊感情を育むことに置くべきである」[14]と述べています。強迫観念を取り除くことも強迫行為をやめさせることも推奨してはいないのです。求められるのは**自分の不安を共有できる人の存在**です。

　ヨシカワさんにもヤマダさんにも、私は彼女たちの頑張ってきた方法を否定したり、「やめましょう」と指導したことは一度もありませんでした。ただ、彼女たちと不安を共有してきた結果、「この不安をなんとかしたい」という言葉が彼女たちのほうから出てきたので、そのタイミングで「一緒にテキストを読む」という方法へと進んでいけたのでした。

8
——
強迫症

目指すべき支援のコツと根拠

　強迫症の治療においては、ご本人の身体、および周囲の人との関係を整えることもとても大切になります。強迫症の患者さんへの支援のコツと根拠[15]をまとめます。

❶ 摂食、水分摂取、排泄のパターンを観察し、援助しましょう。

　強迫観念に意識がとらわれ、身体的ニーズ（口渇、空腹、便意など）に気づいていない、あるいは無視している場合があります。観察し、必要に応じて援助しましょう。

❷ 睡眠パターンを確認、評価し、刺激を少なくしたり、安楽ケアや薬剤を用いて睡眠導入の工夫をしましょう。

　休息のリズムが安定せず不調状態が続くほど強迫観念にとらわれる

時間が長くなります。騒音やその他の刺激を少なくすることで、休息と睡眠が促進されます。

❸ **信頼関係が確立したら、患者さんの思考と行動、それについてどう感じているかを話し合いましょう。**

　患者さんは不安を直接的に処理する代わりに強迫行為を行っています。ですから直接不安を処理できるための対処法を学ぶ必要があります。

❹ **不安の増大に対処する代わりの行動や方法を見出せるよう援助しましょう。**

　学びを進めていく中で、不安だけでなく他の感情の処理にも自信が持てるようになります。

❺ **患者さんに対して興味と関心を伝えましょう。**

　患者さんは自尊感情、自己肯定感が低下している場合が多いです。そばにいる看護師が関心を示すことで、患者さんは自分を「価値ある人間」として認識することができます。誠実で正直な称賛が、低下していた患者さんの自尊感情を高めます。

❻ **達成可能な活動、楽しみを感じられるような活動への参加を支持しましょう。**

　達成可能な活動や楽しみを感じられる活動に参加することで、低下していた患者さんの自尊感情の回復が期待できます。

❼ **強迫行為に焦点を当てすぎないようにします。**

　強迫行為を意識しすぎることで行為が促進されることがあります。

❽ **疾病特性に関すること、治療、薬物療法について、ご家族、他の重要他者とも共有しましょう。**

　周囲にいる人に強迫症の疾病特性、治療、薬物療法に関する知識が不足していると、支援に統一感がなくなります。適切な言葉がけや対応のコツを共有しておくようにします。

引用・参考文献

1 中井久夫，山口直彦：看護のための精神医学 第2版. 医学書院，2004，p.192
2 加藤敏ら（編）：縮刷版 現代精神医学事典. 弘文堂，2016，p.234
3 福田正人（編）：精神疾患と脳画像. 中山書店，2008，p.103-104
4 上島国利（編）：エキスパートによる強迫性障害（OCD）治療ブック. 星和書店，2010，p.24-25
5 Schwartz JM（吉田利子 訳）：不安でたまらない人たちへ やっかいで病的な癖を治す. 草思社，1998，p.98-104
6 American Psychiatric Association（髙橋三郎，大野裕 監訳）：DSM-5 精神疾患の分類と診断の手引. 医学書院，2014，p.101
7 前掲書4，p.53-122
8 前掲書2，p.541
9 乾吉佑ら（編）：心理療法ハンドブック. 創元社，2005，p.280-281
10 March JS, Benton CM（穴倉久里江 訳）：強迫性障害（OCD）に"No"を言おう. 星和書店，2022，p.13-31
11 平井久，春木豊，酒井誠：回避行動に関する研究. 心理学研究，32(4)：232-253，1961
12 疋田一起，山本竜也，首藤祐介，坂井誠：回避行動とネガティブな反復的思考が抑うつと不安に及ぼす影響. 中京大学 心理学研究科・心理学部紀要，17(1)：47-52，2017
13 前掲書5，p.47
14 Schultz JM, Videbeck LS（田崎博一，阿保順子，佐久間えりか 監訳）：看護診断に基づく精神看護ケアプラン 第2版. 医学書院，2007，p.254
15 前掲書14，p.255-258

9

不安症

生活が継続できないほどの不安

　前章の強迫症は、DSM-IVまでは不安症の一部として記されていましたが、DSM-5から独立して扱われるようになりました。症状が一部は重複するものの、臨床的にかなり異なるからです[1,2]。ただ、もともとは同じ章で扱われていたことからもわかるように、「不安」という要素は共通しています。

　不安は誰もが経験している感覚です。必要で根拠のある不安もありますので、不安はやみくもに避けるべきものではありません。しかし不安によってその人が生活を継続できないほどになっているとしたら、そこには支援が必要です。

　米国精神医学会（APA）は、「不安症群を持つ人たちは、年齢や場面にそぐわない激しい恐怖と不安があり、それによって生活機能が障害されている」[3]としています。

　不安症の人に対して私たちは何ができるでしょう。パニック症と広場恐怖症を例に、私の経験をお伝えします。

　　パニック症

多くは身体感覚を伴う

　「パニック」という言葉は日常でもよく使われますね。「人前に立ったらパニックで頭が真っ白になった」のように、混乱、狼狽、錯乱といった意味で使う人が多いかと思います。

　しかし精神医学におけるパニックという言葉は、通常の不安や恐怖に比べて「自己制御できない」ほどの激しい不安や恐怖を指し、多くは身体感覚を伴います[4]。

DSM-5は、パニック発作は恐怖が突然高まり、数分以内でピークに達し、それと同時に動悸、発汗、全身・手足のふるえなどが出現する[5]としています。他には窒息感、胸が苦しい感じ、吐き気、目まい、気が遠くなる感じ、寒気、熱感、離人感を覚える人もいます。制御不能感に陥り、死ぬことに対する恐怖を感じる人もいます[6]。

そういう状態にある人を目の前にした時、私たちがすべきことは、起きている現象（大声や落ち着きのなさ）を鎮めようとすることではなく、ご本人の不安が鎮まるまで落ち着いた態度で寄り添うことです。そしてご本人が、「**不安はなくならないけれど、不安があっても大丈夫**」と思えるような経験に開いていくことです。

経験談

時間の経過とともに不安が小さくなることを自分で体験

サエキさん(仮名)はパニック症と診断がついた20代前半の女性でした。快活で誰とでもすぐに打ち解け、入院して1週間も経たないうちに複数名の若い患者さんと楽しそうに話している場面を見かけました。

ところがです。空が白々してきた朝方や、消灯後そろそろ他の患者さんが寝始めようかという頃、あるいは食事時（特にスタッフが少なくなる朝食と夕食時）などになると、サエキさんは「助けてー！」と周囲が驚くほどの声量で呼び、何事かとスタッフが近づくと「来ないで、来ないで！」「殴られる！」という発作が出現するのです。そうした時看護師は、事態を治めようと「大丈夫だから」「落ち着いて、落ち着いて」と声をかけてなだめようとするのですが、看護師を認識できないのか、声量はますます大きくなり、治まるまでに相当な時間を要するのでした。

パニック発作が出現した時用に頓服薬の指示も出ていましたが、そういう時は薬を飲んでもらうどころではありません。発作を見越して

事前に飲んでもらうこともありましたが、際立った変化は見られませんでした。

　ある日の朝方、彼女のパニック発作が出現しました。「助けてー！」と叫ぶ声。夜勤をしていた私は、彼女の個室に一言断わってから入りました。そして「大変そうなので治まるまで居ますね」と伝え、サエキさんにとって脅威とならないようその場にかがんで様子を見ていました。

　そこから彼女の発作が治まっていくまで10分もかかりませんでした。徐々に声が小さくなり、そしてついに声が出なくなったことを確認した時、私は「お疲れ様でした」と一言伝えました。「すみませんでした」とサエキさん。私は「落ち着くことができてなによりでした」と返しました。

　一見私は何もしていないように思われるかもしれませんが、この時私がしていたことは、「ご本人の安全の確保」と「自分自身が刺激にならない」ようにしつつ、そこに居て見守ることでした。私はそのあり方により、「パニックは確かにとても苦しいことではあるけれど、大丈夫。時間の経過とともに鎮静化してくる」ということをサエキさんと共有する意図がありました。

　サエキさんの発作はその後もありましたが、徐々に頻度が減っていきました。「不安は小さくなっていく」という事実やその状況を、サエキさん自身が自覚できたからだと思います。

広場恐怖症

制御できない場に対する不安

　広場恐怖症もDSM-5では不安症群に属しています。バスや列車や

飛行機などの公共交通機関の利用、店舗や映画館など囲まれた場所、列や群衆、人混みに入ることなどに著明な恐怖や不安が出現します。狭い所や人がいる所がダメなのかというと、そうとも限らず、駐車場などの広い場所や、家の中に1人でいても出現することがあります。

　広場恐怖症は、その人にとって恥ずかしくなること（例えば嘔吐や失禁など）を防ぐ準備が十分にできていないという思いがある時や、そこから逃げ出せないという思いがある時に惹起されます。そしてパニック症状（冷や汗やふるえなど）が起こることを心配し、そういう場を避けようとします。過敏性大腸炎や過換気症候群[*1]などの身体症状症が併せて起こる[7,8]こともあり、人前に出ることがよりできなくなってしまいます。

　広場恐怖症は、**ご本人が決心した上で、支えになってくれる人と外出することで軽減されます**[9]。この方法を曝露反応妨害法といいます[*2]。

　この方法が奏功した私の経験を紹介します。

★1　過換気症候群に対しては、紙袋を口に当ててもらい再呼吸を促す方法（ペーパーバック法）が長らく取られてきましたが、この方法は現在は推奨されていません。理由は、①過換気症候群の原因は、二酸化炭素の関連よりも、不安な心情など精神的な側面が主ではないかと見直されている、②過換気症候群の発作中の患者は、ペーパーバックに息を吹き込むという作業をすること自体苦しいことが多い、③ペーパーバック法を行うことによる低酸素症の発作や死亡症例が報告されている、などです[10]。ご本人が落ち着けるまで寄り添う支援のほうが有効とされています。

★2　曝露反応妨害法は行動療法の1つで、曝露法（exposure）と反応妨害法（response prevention）から成ります。曝露法は、不安を引き起こす刺激場面に対象者を曝し、刺激に慣れることで不安を弱めようとするもの。反応妨害法は、不適切な回避行動を行わせない手続きを指します。回避行動を取らずとも不安が自然に減弱することを対象者に体験してもらいます。強迫症、社交不安症、広場恐怖症や特定の恐怖症に有効とされています[11]。

自ら店員に物品の場所を聞くことができた

　トキタさん（仮名）はうつ病と広場恐怖症を併発する60代前半の女性です。とても人当たりが良く、朗らかに笑う方でした。数年前にスーパーでパニック発作が起きて以来、そのスーパーはおろか外出も1人でできない状況になっていました。ほとんどの食料品、衣類、飼っている犬のオムツに至るまですべてネット注文でした。「本当は自分で選んで買えたらいいんだけど」と訪問看護師に漏らしていました。

　ある時、関係が取れている私ともう1人のスタッフとで、トキタさんへ提案してみました。「一緒にスーパーへ買物に行きませんか」と。すると意外にも「2人がいるなら行く」と返答が返ってきました。

　米国精神医学会（APA）は広場恐怖症への対処としてこのように述べています。「信頼できる友人やメンタルヘルスの専門家と一緒であれば、恐怖を引き起こす場面にもなんとか踏み込めることも多い」[7]。

　トキタさんにとって、以前パニック発作を起こしたスーパーに行くのはこの上なく不安だったはずですが、彼女は買物に行くことを決断したのでした。

　私たちは1回だけでなく、複数回同行しました。それを繰り返すうちに、トキタさんの行動が明らかに変わっていきました。初回は目標物に1点集中し、それ以外の買物はせずに帰宅しました。しかし2回、3回と繰り返すうちに、「家具売り場だったら人通りが少ないし、広いからゆっくりできるね」と自分が安心できる場所を見つけたり、「あ、そうだ犬のオムツも少なくなってるんだった」と予定になかった物のことを思い出したり、「カート使えば自分の前に空間ができるから人とぶつからないし、緊張しないで済むわ」と対処法を現場で編み出したり、と彼女の行動範囲と対処法の幅が広がっていったのです。一番驚きだったのは、対人緊張の強いトキタさんが店員さんに、

「コーヒー豆はどこですか？」と自ら尋ねたことです。同行した私たち2人はその場面で思わず顔を見合わせました。しかし一番驚いていたのは当のトキタさんでした。「あ、今私、店員さんにコーヒー豆の場所聞いちゃった！」。

　以来、トキタさんの買物での行動範囲は広がっていきました。そしてこの買物への同行中、トキタさんが発作を起こすことは一度もありませんでした。

支援者に必要な心持ち

目指すべき支援のコツと根拠

　不安症への支援のコツとして私が大事だと思う点を、根拠と共にまとめます[12]。

❶ **不安レベルが高い時（パニック時）は、患者さんのそばを離れないようにしましょう。**

　患者さんの安全が優先されます。不安が強い患者さんが1人でいるとますます不安が募り、冷静な判断が困難になるため1人にすべきではありません。

❷ **刺激が最小の場所（小さな部屋や人が少ない空間）に患者さんを移します。**

　不安増強時、患者さんの情報処理能力は損なわれています。外部の刺激が増えるほど、空間が広がるほど混乱と不安が増強されます。

❸ **穏やかな態度でアプローチしましょう。**

　看護師の穏やかな態度によって患者さんは状況が切迫していないことを察することができます。患者さんに聞こえるようにと大きめの声を出すことは患者さんにとって刺激になります。

❹ **短く、簡潔で、明瞭な言い方を心がけます。**

　抽象的なことや複雑なことは処理能力が低下している患者さんにとってさらなる混乱を誘発します。

❺ 患者さんに選択や強制を求めないようにします。

　判断能力、処理能力が損なわれている患者さんにとって、決断を迫ることはさらなる混乱を誘発します。「落ち着いて、大丈夫だから」という言葉も強制になります。なぜなら「落ち着く感覚の自覚」を妨げてしまうからです。「気にしなくていい」「別のことを考えよう」と言いすぎることも患者さんを孤立させます。

❻ 看護師は自分自身の感情（不快や不安の程度）を認識できるようになりましょう。

　不安は相互に伝達されます。患者さんの不安が看護師に影響し、そのレベルは高まります。看護師が落ち着いて振る舞うことが患者さんにとって一番助けとなります。

❼ 軽い不安は肯定的に受け止めるようにしましょう。

　不安はそれ自体が悪いもの、役に立たないものと理解されがちですが、それは誤りです。いたずらに不安を避け続けると不安への閾値が下がってしまいます。妥当で健全な不安もあります。不安自体を避ける必要はありません。

引用・参考文献

1　American Psychiatric Association（滝沢龍 訳）：精神疾患・メンタルヘルスガイドブック DSM-5から生活指針まで. 医学書院，2016，p.125
2　Paris J（松崎朝樹 監訳）：DSM-5をつかうということ その可能性と限界. メディカル・サイエンス・インターナショナル，2015，p.133
3　前掲書1，p.77
4　加藤敏ら（編）：縮刷版 現代精神医学事典. 弘文堂，2016. p.843
5　American Psychiatric Association（髙橋三郎，大野裕 監訳）：DSM-5 精神疾患の分類と診断の手引. 医学書院，2014，p.115
6　松本桂樹：電車に乗れない人たち 大丈夫、パニック障害は治るよ！. WEVE出版，2002，p.337-338
7　前掲書1，p.84
8　前掲書6，p.49-54
9　前掲書4，p.869
10　小池伸享（著），三上剛人（監修）：異変発生！ ナースならできておくべき すぐ、やる技術. 学研，2014，p.109

11　前掲書4，p.832

12　Schultz JM, Videbeck LS（田崎博一，阿保順子，佐久間えりか　監訳）：看護診断に基づく精神看護ケアプラン　第2版．医学書院，2007，p.254

おわりに

　本書には精神科の臨床で出会ういろんな疾患、自分の臨床経験、患者さんとの関わりを書いてきましたが、その背景となる考え方をお伝えして終わりにしたいと思います。

　臨床に出て「○○の症状に困っている」と言われた時私が思うようにしているのは、「この人は今何をかかえているのだろう」ということです。もう少し突っ込んで言うなら、「伝家の宝刀（症状）を抜かなければ対処できないほどの事態はなんだろう」ということです。これはどの疾患においても同じです。
　例えば「水を飲め」と言われて苦しい人。「スナイパー」に狙われる恐怖におびえている人。
　ご本人たちはもちろん苦しんでいます。その声やスナイパーがいなくなってほしいと心から願っています。けれどもこうした症状によって、目の前にある課題には直面化せずに済んでいるという側面があります。
　ですから私は、「この人が目を逸らしたい現実は何だろうか」を考えていきます。すると、同居する両親との関係に苦しんでいるが不満を言うなどとてもできないと思っている。行かないと約束していたパチンコに行ってしまった……などの具体的な日常の苦労が見えてきたりします。

　これを逆に考えると、本当は両親との関係を解決したいと思ってい

るのかもしれない。パチンコに行ってしまう課題を解決したいと思っているのかもしれない。つまり、患者さんが見せる症状の裏には、その人の「願望」が隠れている可能性が見えてきます。

ただ、「今は直視できない」という気持ちが症状という形になっている場合が多い。つまり「したいけれどできない」という両価性を帯びているのです。

ここで、本人が見たくないと言っているのに「見ましょう」と勧めれば、反感を持たれてしまいます。関係に亀裂が入ってしまっては看護の継続が難しくなります。

私自身は、「症状」をその人の「願望」だと捉えるようになってから、自分が指導めいた言葉を使わなくなっていることに気がつきました。患者さんと過ごす時間が楽しいものに変わりました。次に会えることを楽しみに思えるようにもなりました。仮に目の前で大きな反応があったとしても、「なぜ起こっているのか？」とひと呼吸おけるようになりました。

それは「今すぐ症状をなんとかしなければ」と焦らず、「患者さんの本当の願望を見たい」という気持ちに変わったからだと思います。

実際、「この人が本当に取り戻したいものは何なのか」を考えながら関わる中で、患者さんの回復に立ち会う機会が増えました。それは、手に症状を固く握りしめてきた患者さんが、こぶしを少しゆるませ、「これを手放してもいいかな」と思えるようになる瞬間です。

浦河べてるの家ではこのことを「苦労を取り戻す」と表現しています。病気の苦労ではなく、日常における当たり前の苦労へ飛びこんで

いこうという意味だと私は解釈しています。でもそれには勇気がいる。だからべてるの家では仲間と共に取り組んでいますし、私たち支援者が傍らにいるのです。

臨床は本当に毎日へとへとです。どうせ臨床に立つのであれば、余裕なく疲弊していくよりも、患者さんの願望を一緒に見る日を信じていたほうが建設的です。そうできれば、自分が臨床に立つことを誇らしくも思えるでしょう。

最後に。編集担当の石川誠子さんには雑誌『精神看護』での連載中から本になるまで、長きにわたり励まし支えていただきました。私はとにかく言いたいことをたくさん書いてしまうので、編集するのは大変だったと思いますが、石川さんはいつも「ここ」という要点をきちんと押さえてくださいました。

職場のスタッフから「雑誌を読みました。見方が変わりました」と言われた時は本当に嬉しく、励みになりました。

また、出張の多い私にとっては家庭での時間が何をするにも原動力になります。安心して帰れる場があるということが、本書完成の要因です。

この本が、読まれた皆さんにとって、新たな視点を得るきっかけになったならば、筆者としてこれほど嬉しいことはありません。

2023年11月

中村　創

索引

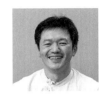

中村　創（なかむら・はじめ）

株式会社 N・フィールド 事業管理本部 広報部・部長／
精神看護専門看護師／公認心理師

浦河赤十字病院、デイサービス北海、千歳病院での勤
務経験を経て現職。2015 年、札幌市立大学看護学研
究科博士前期課程修了。精神看護専門看護師を取得。
現職場にて訪問看護業務、広報業務、教育役割、コン
サルテーション、メンタルヘルス業務に携わる傍ら、
複数の看護系大学院、大学、専門学校の非常勤講師を
兼務。精神保健を知る機会の拡大のための普及啓発活
動に従事。
著書に『精神科ならではのファーストエイド 搬送時
サマリー実例付』(三上剛人氏との共著、医学書院)、『マ
ンガ 精神疾患をもつ人への関わり方に迷ったら開く
本 教えて看護理論家の先輩たち！ 私の役割って
何？』（原作：中村創／漫画：水谷緑、医学書院）が
ある。

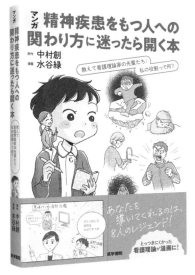

マンガ 精神疾患をもつ人への関わり方に迷ったら開く本
教えて看護理論家の先輩たち！私の役割って何？

中村 創＝原作　水谷 緑＝漫画
A5　192頁　定価：1980円（本体1800円＋税）
[ISBN978-4-260-05117-0]

マンガで知りたい派のあなたへ。

主人公は精神科病院で働く新人看護師。患者さんとの関係でさまざまなことに悩む彼女を支えてくれるのは、1人の頼りになる先輩です。先輩はいつも看護理論家の理論を踏まえながらアドバイスをくれます。
そのためこのマンガを読む読者は、精神科看護だけでなく、看護理論までをも理解していくことができます。
中村創氏による経験談や看護理論の解説も充実。

このマンガでわかる看護理論は……

オレムの「セルフケア理論」

ペプロウの「対人関係理論」

トラベルビーの「人間対人間の看護」

ウィーデンバックの「援助へのニード」

レイニンガーの「文化ケア理論」

ロイの「適応システム」

阿保順子の「保護膜モデル」

ベナーの「ラダー理論」

圧倒的に視野が開けてくる!!